Olaf Huth
Die Erfolgs-Geheimnisse der besten Liebhaber

Olaf Huth

Die Erfolgs-Geheimnisse der besten Liebhaber

books & art

Vertrieb:
BPV Medien Vertrieb GmbH & Co. KG
Römerstr. 90, 79618 Rheinfelden
Tel. 07623/964-0, Fax 07623/964-259

Satz und Umschlaggestaltung: Buch & medi@, München
Druck und Bindung: GGP Media, Pößneck
ISBN 3-980-83581-2
Printed in Germany

Wichtiger Hinweis:

Alle Tipps und Ratschläge in diesem Buch wurden sorgfältig recherchiert. Jede Leserin und jeder Leser ist jedoch aufgefordert, diese nach eigener Verantwortung und eigenem Risiko zu gebrauchen.

Weder der Autor noch die Herausgeber dieses Buches übernehmen daher die juristische Verantwortung oder irgendeine Haftung für den Gebrauch oder Missbrauch der hier dargebrachten Informationen.

Inhalt

Vorwort

Auch wenn in diesem Buch zahlreiche Techniken vorgeschlagen und Tipps gegeben werden, bedeutet das noch lange nicht, dass *alle* auch Ihrer Partnerin gefallen. Es kommt vielmehr darauf an, ihre Reaktionen zu beobachten und die Techniken herauszufinden, die ihr gefallen. Nehmen Sie sich dann unbedingt Zeit und perfektionieren Sie diese. Scheuen Sie sich aber auch nicht davor, Ihre Partnerin zu fragen, was ihr gefällt und was sie nicht mag. Nichts frustriert eine Frau mehr als ein Mann, der sich einbildet ein »Könner« zu sein und zu wissen, was sie will und seine Techniken »durchzieht«, die allerdings von ihren Wünschen abweichen.

Den größten Nutzen werden Sie aus diesem Buch ziehen, wenn Sie es nicht nur einmal lesen und dann beiseite legen, sondern, wenn Sie es nach circa vier Wochen noch einmal durcharbeiten und danach von Zeit zu Zeit immer wieder mal einen Abschnitt lesen. Es kommt darauf an, Ihr Wissen auch anzuwenden. Wenn Sie das Buch nur lesen und dann lediglich abwarten, was passiert, wird sich für Sie überhaupt nichts ändern. Wichtig ist, auch zu *handeln*. Ich garantiere Ihnen, dann werden Sie bei den Frauen auch auf lange Sicht erfolgreich sein und glücklich und zufrieden mit Ihrer Traumfrau das Leben genießen.

Wie man das Spiel beginnt

Bevor Sie das Spiel beginnen, sollten Sie genau wissen, was Sie wollen und auch fest entschlossen sein, es zu erreichen. Schaffen Sie sich also in Gedanken ein genaues Bild von Ihrer Traumfrau; wie sie aussehen und welche Eigenschaften sie aufweisen soll. Haben Sie diese genauen Vorstellungen nicht, dann ist es möglich, dass Sie bei der Wahl Ihrer Partnerin leicht von sexueller Anziehung, Wollust oder Angst vor dem Alleinsein beeinflußt werden und so bei der Falschen landen. Es ist ja bekannt, dass speziell am Anfang einer neuen Beziehung vieles durch »die rosarote Brille« gesehen wird und der Partnerin mitunter Wunsch-Qualitäten zugeschrieben werden. Erst im Laufe der Zeit, wenn die Verliebtheit nachlässt und wieder klare, realistische Gedanken überwiegen, kommt die Ernüchterung. Eine solche Beziehung wird Sie auf lange Sicht kaum glücklich machen. Wenn die Anziehung vergangen ist, stellen Sie fest, dass Ihre Partnerin nur sehr wenige oder gar keine der für Sie wichtigen Eigenschaften besitzt. Früher oder später wird Ihre Beziehung in die Brüche gehen. Wenn Sie ein Auto kaufen möchten, gehen Sie bestimmt auch nicht zu irgendeinem Händler und schauen, was gerade so da ist oder was der Verkäufer Ihnen anbietet und nehmen dann eben eins davon. Sie machen sich vielmehr meist schon Monate vorher Gedanken, welche Marke und welches Modell in Betracht kommt, wie es ausgestattet sein sollte, welches Baujahr Sie bevorzugen, wie viel Kilometer es gelaufen haben darf, was es kosten darf, usw. Erst dann suchen Sie

Autohäuser auf, in denen Sie Ihren Traumwagen höchstwahrscheinlich finden könnten.

Investieren Sie daher mindestens genau so viele Gedanken, Vorbereitungen und Zeit in die Vorstellungen von Ihrer Idealfrau. Je klarer Sie Ihre Wünsche vor Augen haben, desto genauer wissen Sie, worauf Sie bei Ihren Begegnungen mit dem weiblichen Geschlecht achten müssen und wo Sie dies aufspüren können. Durch diese klare gedankliche Formulierung Ihrer gewünschten Partnerbeschaffenheit ergeben sich automatisch positive Veränderungen. Eine in Frage kommende Partnerin wird Ihnen ab sofort verstärkt auffallen.

Haben Sie sich ein genaues Bild von Ihrer Traumfrau gemacht, also Ihr Ziel festgelegt, dann ist es erforderlich, auch zu handeln. Nur vom Träumen lässt sich kein Ziel verwirklichen. Weder in der Partnersuche, noch im sonstigen Leben.

Die richtige Einstellung

Das Liebesspiel ist ein Spiel, das aktiv gespielt werden will. Mit immer neuen Variationen und Ideen und mit Spaß am Spielen. Aber wie bei jedem Spiel ist es Voraussetzung, dass man die Spielregeln kennt und die Techniken verstehen und üben sollte. Und für den Erfolg ist natürlich auch die richtige Spieleinstellung entscheidend.

Der Spielgedanke beim Liebesspiel ist folgender: Ein Partner macht den ersten Schritt und ermutigt den anderen, darauf einzugehen. Abwarten und Überraschen. Anheizen und Verzögern. Aktion und Reaktion.

Unsere Ungeduld, die Hast, die Verkrampfung, mit der wir den wirklichen Lösungen aus dem Wege gehen, hindert uns, an einer Sache Freude zu haben. Oft ist es doch so: Wenn wir stehen, gehen wir in Gedanken schon. Wenn wir gehen, sind wir gedanklich schon am Ziel. Vieles machen wir nur mit halber Freude. Die meisten Menschen denken beim Arbeiten schon ans Essen. Das lenkt sie von der Arbeit ab. Beim Essen denken sie dann schon wieder an die Arbeit. Nach dem Essen ist ihnen gar nicht bewusst, welche Speisen sie zu sich genommen haben. An so einem Essen hat man natürlich keine Freude. In ihrem Liebesleben verhält es sich ähnlich. Statt sich voll und ganz auf den Sex zu konzentrieren, gehört die Hälfte der Konzentration ihren Zweifeln, Ängsten und Schuldgefühlen. Würden sie sich beim Liebesspiel nur auf das Liebesspiel konzentrieren, wären sie glücklich. Aufmerksamkeit und die Konzentration auf die Gegenwart sind quasi die Essenz der Sinnlichkeit, die Mittel, mit denen Sie Ihr Lustgefühl steigern können.

Die Sinne schärfen

Vor Beginn der Verführung und des Liebesspiels ist es auch wichtig, seine Sinne zu schärfen. Bedienen Sie sich Ihrer Fähigkeiten – Berühren, Hören, Fühlen, Schmecken, Sehen und Reden – so ausgiebig wie möglich. Auf diese Weise lernen Sie, ekstatisch zu lieben und Ihren Geist von den Gedanken an Sex und eine Ejakulation abzulenken.

Durch die sittenstrenge Vergangenheit der Menschheit und unsere heutige »verkünstelte« Welt müssen wir unsere Sinne erst wieder reaktivieren. Der Geruchssinn wird heutzutage durch die vielen künstlich hergestellten Seifen, Deodorants, Schaumbäder, Aromen und die Luftverschmutzung, speziell in den Großstädten, in die

Irre geführt, so dass der natürliche Geruch des andersgeschlechtlichen Partners kaum noch wahrgenommen wird, obwohl dieser von Natur aus erotisierend wirken kann.

Auch unser Tastsinn ist in den letzten Jahrhunderten verkümmert und bedarf des Trainings. Sie werden in völlig neue Welten des Liebesspiels vorstoßen, wenn Sie diese beiden Sinne intensiv benutzen. Dies muss nicht nur beim intimen Zusammensein geschehen. Auch in der Öffentlichkeit können Sie zum Beispiel die Hände Ihrer Partnerin streicheln und küssen. Oft wirkt das auf Frauen sogar erotisierend. Ein »Heute nicht« kann sich so auch schon einmal in ein »Wo machen wir's?« ändern.

Körpersprache

Forschungen haben ergeben, dass Körpersprache ein verlässlicheres Anzeichen dafür ist, was jemand empfindet als Worte. Dies ist so, weil Körpersprache instinktiv erfolgt, Sprache meist aufgrund bewusster Überlegung. Achten Sie daher genau auf die Körpersprache Ihrer Flirtpartnerin.

Ebenso, wie Sie ihre Körpersprache wahrnehmen, wird Ihre Gesprächspartnerin natürlich (bewusst oder unbewusst) auch auf Ihre Körpersprache achten. Neben einem sympathischen Gesichtsausdruck spielt daher Ihre Körperhaltung eine wichtige Rolle. Sympathisch wirkt auf Frauen zum Beispiel eine entspannte und offene Sitzhaltung. Verschrenkte Arme vor der Brust sind also zu vermeiden. Sie bekunden »Verschlossenheit« und Desinteresse.

Stellen Sie im Laufe einer Unterhaltung fest, dass Ihnen Ihre Gesprächspartnerin sympathisch ist, dann rücken Sie näher an sie heran bzw. gehen Sie einen kleinen, unmerklichen Schritt auf sie zu. Außerdem können Sie sich leicht vorbeugen. Das schafft größere Vertrautheit.

Eine gute Methode, mit Hilfe der Körpersprache die Aufmerksamkeit Ihrer Auserwählten zu erwecken, besteht darin, ihr Verhalten zu »spiegeln«. Dies ist aber nur möglich, wenn Sie von ihr bereits bemerkt wurden und sie zumindest in kurzen Zeitabständen zu Ihnen rübersieht. Sie bewegen sich dann einfach so wie sie. Sie nehmen zum Beispiel das Glas in die gleiche Hand wie sie, berühren sich im Gesicht so wie sie, setzen sich so hin wie sie, usw.

Für den ersten Eindruck gibt es keine zweite Chance

In manchen einschlägigen Ratgebern wird behauptet, dass das Aussehen beim »Aufreißen« keine Rolle spielt, wenn man(n) nur die richtigen psychologischen Kniffe und Sprüche beherrscht, die in dem beworbenen Buch dann zu finden sein sollen. Derartige Werbebotschaften beruhen allerdings auf angewandter Psychologie. Sie funktionieren nach dem Prinzip: Gib den Menschen mehr von dem, was sie wollen und weniger von dem, was sie nicht wollen. Das bedeutet zum Beispiel, dass die Menschen lieber durch eine Pille oder ein Pulverchen abnehmen wollen als durch weniger essen und Sport treiben. Deshalb haben Diät-Produkte, die darauf beruhen auch einen so großen Absatz. Die Folge einer solchen Diät ist allerdings der bekannte Jo-Jo-Effekt: Ein paar Monate nach der Diät wiegt man genauso viel wie vor der Diät (oder sogar noch mehr). Analog verhält es sich mit den

Aufreiß-Ratgebern in der Form »Jede Nacht mit einer anderen Frau ins Bett. So wird's gemacht ...«. Sicherlich sind die Tipps an sich nicht falsch, nur funktionieren sie allein für sich genommen eben nicht, da auch hier nur das Angenehme herausgegriffen wurde, das Unangenehmere, aber ebenfalls sehr bedeutende, einfach weggelassen wird. Es ist wie mit den Schnell-Diäten: Das sie keinen dauerhaften Erfolg bescheren, merkt man erst, wenn man sie ausprobiert und das Geld bezahlt hat. Erfolg auf lange Sicht bringt nur eine komplexe Umstellung der eigenen Lebensweise.

Ähnlich ist es mit »coolen« Anmachsprüchen. Der Spruch an sich kommt meist gut »rüber«, aber nach der Antwort oder der Reaktion der Frau ist schnell die Luft raus, wenn nicht eigene, zur jeweiligen Situation passende Worte folgen. Man(n) steht dann schnell da, »wie Max in der Sonne«. Sagen Sie daher lieber, was Sie denken und fühlen und bleiben Sie bei Ihrer eigenen Ausdrucksweise.

Die äußere Erscheinung spielt, wie oben erläutert, zwar eine wichtige Rolle beim Kennenlernen, ist aber nicht von *entscheidender* Bedeutung. Sie müssen daher nicht perfekt aussehen. Das Streben nach Perfektion ist sowieso, wie allgemein im Leben, eine Bremse für das eigene Handeln. Die Devise lautet: Lieber unvollständig begonnen als perfekt gezögert.

Im Gegensatz zu Männern werden Frauen beim Betrachten von nackten Männerkörpern nicht sonderlich erregt, sie fühlen sich dabei meist sogar unbehaglich. Frauen reagieren vielmehr auf die Kleidung eines Mannes und die mitgeführten Dinge (eine Sporttasche, ein Laptop), da diese viel über die wahrscheinlichen Charaktereigenschaften, Fähigkeiten, den Beruf und Hobbys aussagen.

Untersuchungen haben ergeben, dass unsere äußere Erscheinung ebenfalls eine große Rolle bei der Partnerwahl spielt. Werden wir von anderen Menschen wahr genommen, wenn wir einen Raum betreten, dann ziehen diese unterbewusst Vergleiche. Man wird begutachtet, eingestuft und beurteilt. Die Menschen fragen sich beim ersten Anblick: Sieht er oder sie gut aus?, Wie ist er oder sie gekleidet?, Macht er/sie einen sympathischen Eindruck?, Ist er/sie allen Anscheins nach wohlhabend?, usw. Dies ist ganz einfach so, weil hinter dem äußeren Erscheinungsbild bestimmte Charaktereigenschaften vermutet werden. Gutes Aussehen wird mit positiven Eigenschaften in Verbindung gebracht, eine ungepflegte Erscheinung mit negativen Charaktereigenschaften.

Je länger man den Blicken eines Menschen ausgesetzt ist, desto tiefgründiger erfolgt die Beurteilung und die Einordnung in eine bereits aus der Lebenserfahrung bekannte Kategorie (»Schublade«), die sich immer auf den »Durchschnittsmann« (bzw. die »Durchschnittsfrau«) bezieht und im Gedächtnis abgespeichert ist. Steht das einmal gefasste »Urteil« über eine Person fest (wurde man also in eine »Schublade« einsortiert), dann ist es nur sehr schwer zu revidieren. Nicht umsonst heißt es: Für den ersten Eindruck gibt es keine zweite Chance. Da dieser Gedankenprozess bei jedem »Erstkontakt« durchlaufen wird, ergibt sich für den erfahrenen Verführer die beste Gelegenheit, schon vom ersten Augenblick an seine Auserwählte positiv zu beeinflussen. Er unterscheidet sich vom »Durchschnittsmann« und hat damit schon ein wichtiges Ziel erreicht. Kleiden Sie sich daher modebewusst dem Anlass entsprechend. Lieber etwas zu auffallend als »mausgrau«. Sie werden so wahrgenommen und nicht übersehen.

Erst, wenn dieser »Check« nach den reinen Äußerlichkeiten den Wunsch geweckt hat, diesem Menschen näher zu kommen und ein Gespräch anzufangen, rücken die Werturteile in den Vordergrund. Jetzt wird darauf geachtet, wie der andere Mensch sich verhält, wie er spricht, sich bewegt, wie seine Art zu sprechen gefällt, ob es gemeinsame Meinungen und Interessen gibt. Besteht nach dieser »Bewertung« immer noch Interesse, den Fremden näher kennenzulernen und es gelingt, die eigenen Ängste und Hemmungen zu überwinden, erfolgt die Verabredung zu einem Rendezvous. Sehr oft bleibt es allerdings auch beim bloßen Wunschdenken, da die Ängste stärker sind als die erwarteten Freuden.

Achten sollten Sie auch auf die Rasur. Viele Männer denken, dass sie mit einem machomäßigen Dreitagebart cool wirken. Dies trifft aber nur unter Männern zu. Mindestens 90 Prozent der Frauen finden unrasierte Männer abstoßend, da so ein stacheliges Gesicht ein Killer für Zärtlichkeiten ist.

Wichtig für Männer, die jenseits der Dreißig sind: Ein glattrasiertes Gesicht wirkt obendrein jünger. Dies ist von besonderer Bedeutung, wenn bereits die ersten grauen Barthaare zu sehen sind. Man(n) wirkt so schnell zehn Jahre älter. Die meisten Frauen »stehen« zwar auf reifere, erfahrene Männer, aber nicht auf welche, die auch alt aussehen. Sie wünschen sich schon einen Partner, der trotzdem frisch und vital aussieht.

Verwenden Sie nach jeder Rasur ein Rasierwasser oder ein After-Shave-Fluid. Diese schützen die Haut, beugen Entzündungen vor, entspannen und helfen der Haut, sich zu regenerieren. Für empfindliche Haut gibt es auch alkoholfreie After-Shave-Fluids.

Denken Sie bei der Rasur auch an das Entfernen der Ohren- und Nasenhaare. Viele Männer vernachlässigen dies.

Viele erfolglose Menschen glauben, dass man am »ersten Eindruck«, den man hinterlässt, selbst nicht viel ändern kann. Man ist halt so und nicht anders. Hier liegt aber ein großer Irrtum vor. Auch die eigene Ausstrahlung kann jeder positiv beeinflussen. Es lohnt sich sehr, an einer positiven Ausstrahlung zu arbeiten, da sie ein wirkungsvolles Mittel ist, seine Mitmenschen zu beeinflussen und leichter an seine Ziele zu kommen (an seine Traumfrau oder auch an einen begehrten Job).

Ausstrahlungstraining

In der Praxis des NLP gibt es auch für die Ausstrahlung eines Menschen ein Gesetz. Es heißt: »Wie innen, so außen«. Das bedeutet, wie Sie sich im Innern fühlen, das strahlen Sie auch aus. Dieses Gesetz kann man aber auch in der Umkehrung zu seinem Vorteil nutzen. Indem man sich äußerlich nämlich so gibt, wie man innerlich gern sein möchte. Dadurch lässt sich zum Beispiel schlechte Laune bessern und sogar Schmerzen lindern und die anderen Menschen werden Ihnen viel freundlicher begegnen. Machen Sie dazu einmal folgenden Test: Lassen Sie Ihre Schultern nach vorne hängen, senken Sie Ihren Kopf etwas nach unten, so dass Sie beim Gehen kurz vor Ihre Füße blicken, sagen Sie nun mit weinerlicher Stimme: »Mir geht es gut. Ich bin ein Gewinner« und laufen Sie so ein paar Schritte. Nehmen Sie jetzt eine aufrechte Haltung ein (Kopf hoch, die Schultern zurückziehen, Brust raus), Blick geradeaus, sagen Sie mit kräftiger, überzeugter Stimme: »Mir geht es gut. Ich bin ein Gewinner« und laufen Sie so mit dynamischem Gang wieder ein paar Schritte. Ein Unterschied, wie Tag und Nacht, stimmt's?! Probieren Sie dies bei Gelegenheit auch »im richtigen Leben« aus!

Kontaktaufnahme

Ein wahres Zaubermittel bei jeder Kontaktaufnahme ist ein ehrliches, freundliches und selbstbewusstes Lächeln. Bei Ihrer Auserwählten werden Sie so ihr natürliches Misstrauen leichter überwinden und einfacher ins Gespräch kommen.

Allgemein lächeln Frauen mehr als Männer. Bei einem Erstkontakt lässt sich am Lächeln einer Frau erkennen, ob sie einen Mann attraktiv findet oder nicht. Je mehr sie während des ersten Gesprächs lächelt, desto attraktiver findet sie ihn. Kommt noch Humor ins Gespräch, über den gemeinsam gelacht wird, wachsen die Chancen auf einen näheren Kontakt, sprich auf ein weiteres Treffen. Notieren Sie sich daher ein paar Witze oder kaufen Sie sich ein Buch mit Witzen und lernen einige davon auswendig, so dass Sie bei passender Gelegenheit immer einen Witz »auf Lager« haben. Diese Witze sollten natürlich »neutral« sein, also keine Minderheiten (Blondinen, Kranke, Rassen, etc.) veralbern oder »unter der Gürtellinie« sein (Sex-Witze, sadistische oder makabre Witze).

Auch, wenn Sie lieber heute als morgen eine Partnerin hätten, starren Sie nicht jede Frau, die sich in Ihrer Nähe aufhält an oder sehen Frauen, die an Ihnen vorbeilaufen, gierig hinterher. Vermitteln Sie Ihrer Umwelt nicht den Eindruck, dass Sie unbedingt eine Frau suchen. Sie machen sich damit nämlich bei den Frauen uninteressant. Niemand möchte jemanden, der sich förmlich aufdrängt.

Es ist mit der Liebe wie mit den Pflanzen:
Wer Liebe will, muss Liebe pflanzen.

Jeremias Gotthelf

Liebe ist kein Zufall

Die Liebe ist für jeden verfügbar. Sie fällt einem aber nicht aus heiterem Himmel in den Schoß. Die meisten Menschen glauben, dass es in ihrem Leben nur Liebe geben kann, wenn sie sie in jemand anderem finden. Das ist aber ein großer Irrtum. Es gilt vielmehr, liebevolle Beziehungen aufzubauen. Grundvoraussetzung, um einen anderen zu lieben ist, sich selbst zu lieben. Wer sich selbst nicht liebt, weil er zum Beispiel irgendeinen kleinen Makel oder eine Schwäche an sich verabscheut oder weil er sich minderwertig fühlt, der kann auch andere nicht lieben. Es ist daher sehr wichtig, zu lernen, sich selbst zu achten. Jeder Mensch hat irgendeine Stärke, die ihn einzigartig macht. Man muß sich nur fragen: »Was schätze ich an mir?« und der Verstand wird die Antwort liefern. Eine ähnliche Frage hilft übrigens auch, Menschen zu respektieren, die einem zunächst unsympathisch sind. Fragen Sie sich dann: »Was schätze ich an ihr oder ihm?«. Wir konzentrieren uns dann nämlich auf die Eigenschaften, die wir respektieren und sind eher fähig, sie liebevoll zu behandeln.

Beim Kennenlernen ist Ihnen das Gesetz der Wahrscheinlichkeit behilflich. Vielleicht ist es Ihnen noch »dunkel« aus dem Mathematik-, Physik- oder Chemieunterricht bekannt. Auf die Partnersuche angewandt besagt es: Je mehr Frauen Sie ansprechen, desto größer ist die Wahrscheinlichkeit, dass sich Ihre Traumfrau unter ihnen befindet. In Italien gibt es ein Sprichwort, dass diesen wissenschaftlichen Sachverhalt etwas lockerer ausdrückt: Je mehr Spaghetti du an die Wand schmeißt, desto mehr werden kleben bleiben.

Es geht daher darum, bei jeder sich bietenden Gelegenheit die Chance beim Schopfe zu fassen und die Frau anzusprechen.

Ein Geheimnis der Liebe lautet: Wer Liebe haben will, braucht nur Liebe zu geben.

Und die Krönung des Ganzen: Je mehr Liebe man gibt, desto mehr Liebe bekommt man zurück. Ein bekanntes, uraltes Sprichwort sagt daher auch: Liebe kann man nicht verschenken, sie kehrt immer wieder zu einem zurück.

Generell gilt für eine Beziehung, dass man sich immer mehr auf das Geben als auf das Nehmen konzentrieren sollte. Wer eine Beziehung eingeht, um mehr zu bekommen, als er selbst bereit ist zu geben, wird ernsthafte Probleme bekommen oder die Beziehung geht sogar in die Brüche. Sehr viele Menschen überlegen, bevor sie eine Ehe eingehen, sehr genau, was der Partner für sie tun kann. Eine Heirat aus Liebe wird es aber nur sein, wenn sie sich statt dessen fragen, was sie für ihren Partner tun können. Die Basis für eine liebevolle und dauerhafte Beziehung sind gemeinsame Interessen und Überzeugungen sowie gegenseitige Achtung. Schönheit und materielle Werte haben sich langfristig als unbedeutend erwiesen. Wer eine Liebe möchte, die das ganze Leben dauert, muss hinter das äußere Erscheinungsbild und materiellen Besitz sehen. Schönheit verblasst von Tag zu Tag und was nützen materielle Werte, wenn der Partner einen »miesen« Charakter hat. Wahre Liebe wurzelt in Freundschaft und Vertrauen. Haben Sie mit einem Menschen nichts gemeinsam, dann werden Sie mit diesem auch keine enge Beziehung aufbauen können. Wenn Sie glauben, die Frau fürs Leben gefunden zu haben, fragen Sie sich: »Ist sie auch meine beste Freundin?«, »Vertraue ich ihr vollkommen?«. Nur, wenn Ihre Antwort auf beide Fragen ein klares »Ja« ist, sollten Sie eine feste Beziehung eingehen.

Beachten Sie aber auch gleich von Anfang an in Ihrer Beziehung, dass die Liebe nichts Starres ist. Sie ähnelt vielmehr einer Pflanze. Entweder sie wächst und blüht oder sie welkt und stirbt. Es gilt daher, die Liebe durch Kommunikation am Leben zu halten. Diese Kommunikation sollte aus dem Austausch von Gefühlen, Hoffnungen, Ängsten und Problemen bestehen und natürlich von Komplimenten, Anerkennungen sowie des öfteren einem »Ich liebe dich« und »Danke«.

Auch, wenn Sie Ihrer Angebeteten schon viele Komplimente gemacht haben, wird sie davon garantiert nie genug bekommen. Sagen Sie ihr nach Möglichkeit, was Ihnen an ihr konkret gefällt (aber nicht gleich am Anfang, dass sie einen sexy Hintern oder schöne Brüste hat) und nicht nur, dass sie gut aussieht. Sie wird sich dadurch begehrenswert fühlen und möglichst oft mit Ihnen zusammen sein wollen. Überschütten Sie sie aber nicht mit Komplimenten und seien Sie bei der Wahl Ihrer Komplimente immer ehrlich. Frauen merken schnell, ob ein Kompliment ernst gemeint ist, oder nur dazu dient, sie ins Bett zu bekommen.

Speziell mit steigender Anzahl der Rendesvouz gilt es zu beachten, dass Männer und Frauen andere Erwartungshaltungen haben. Bei Männern gehört zur Romantik auch Sex, für Frauen spielt Geschlechtsverkehr dagegen in Sachen Romantik nur eine untergeordnete Rolle. Frauen verstehen unter romantischen Handlungen vor allem eine stimmungsvolle Atmosphäre, ein Essen zu zweit bei Kerzenschein, das Zeigen von Gefühlen, den Austausch von Zärtlichkeiten, einen gemeinsamen Spaziergang unterm Sternenhimmel, harmonische Zweisamkeit, Vertrautheit, usw.

Auch ein »Korb« ist völlig normal

Gelegenheiten zum Verlieben gibt es genug. Wir dürfen sie nur nicht ungenutzt verstreichen lassen. Oft ergreifen wir eine Gelegenheit aber nicht beim Schopf, weil wir Angst haben, Angst vor Zurückweisung, Angst, uns lächerlich zu machen. Das Vermeiden derartiger Situationen verhindert zwar die befürchteten schmerzlichen Folgen, einen »Korb« zu bekommen, bringt uns aber auch um die Chance, die große Liebe kennenzulernen. Weil die Angst vor Schmerz immer größer ist als das Verlangen nach Liebe, leben viele Menschen in einer grauen, lieblosen Welt, zwar ohne den Schmerz des Velustes, aber auch ohne die Freuden der Liebe. Wer Liebe will, muss seine Ängste überwinden. Bedenken Sie, dass Ihre Chancen bei jeder Kontaktaufnahme immerhin fünfzig zu fünfzig stehen. Steigern lassen sich Ihre Erfolgschancen noch, indem Sie an Ihrer Erscheinung und Ausstrahlung arbeiten, wie zuvor und nachfolgend beschrieben. Ein »Korb« ist natürlich nie gänzlich auszuschließen, da auch viel von der Einstellung Ihrer Flirtperson abhängt. Eine »Absage« muss also nichts mit Ihnen zu tun haben. Vielleicht lebt (und liebt) Ihre Auserwählte schon in einer festen Beziehung oder hat eine frische Trennung hinter sich und möchte von Männern erst einmal nichts mehr wissen oder es lief im Job gerade etwas schief oder sie ist an diesem Tag »mit dem falschen Bein« aus dem Bett aufgestanden oder sie hat gerade Zahnschmerzen oder sie möchte nur einen Star oder sie »steht« nur auf Frauen, oder, oder ...

Die Devise lautet daher: Mutig jede Möglichkeit einer Kontaktaufnahme nutzen und aus oben genannten Gründen auch einen »Korb« als völlig normal einplanen.

Denken Sie auch nicht zuviel darüber nach, welche Fehler Ihnen bei Ihren Eroberungsversuchen eventuell unterlaufen könnten. Diese Selbstzweifel blockieren nur Ihre Gedanken und bringen Sie von Ihren Vorhaben ab. Wie allgemein im Leben, gilt auch hier: Lieber mit Fehlern begonnen als perfekt gezögert.

Anfangs wird der eine oder andere Flirtversuch zwar mit einem »Korb« enden, aber in den meisten Fällen werden Sie später froh sein, dass es so kam. Wichtig ist nur eins: Analysieren Sie Ihr Verhalten nach einem kleinem Rückschlag kurz, damit Sie wissen, welchen Fehler Sie wahrscheinlich begangen haben. »Speichern« Sie diesen im Gehirn ab, damit Sie diesen oder einen ähnlichen nicht noch einmal machen. Plagen Sie sich nach einer Ablehnung nicht mit Selbstzweifeln, die an der Situation sowieso nichts ändern, aber Ihr Selbstbewusstsein nach unten ziehen. Denken Sie vielmehr immer daran, dass Ihre Chancen bei der nächsten Frau mindestens fünfzig zu fünfzig stehen (oder sogar noch besser, wenn Sie einige Tipps aus diesem Buch anwenden!). Sie können nur gewinnen. Denn: Sprechen Sie sie nicht an, ist sie höchstwahrscheinlich auf nimmer Wiedersehen verschwunden.

Also denken Sie daran: Nur wer wagt, der gewinnt und einhundert Prozent Sicherheit gibt es nirgends.

Setzen Sie Ihre Flirtpartnerin nicht unter Druck, indem Sie sie gleich beim ersten Kontakt zu einem Abendessen einladen. Dies könnte zu verpflichtend aussehen. Laden Sie sie lieber zu einem Cappuccino ein, zu einem Eisbecher oder zu einem Drink.

Gute Gesprächsthemen beim Erstkontakt sind Gemeinsamkeiten. Sprechen Sie über Hobbys, Reisen, den Italiener an der Ecke. Fragen Sie sie nach ihren Interessen, aber so, dass sie nicht nur mit »Ja« oder »Nein« antworten kann und sich wie in einem Verhör vorkommt. Verwenden Sie dazu die sogenannten offenen Fragen (auch »W-Fragen« genannt). Diese beginnen mit »Was«, »Wann«, »Wo?«, »Wie?«, »Warum?«, »Weshalb?«, »Wieso?«.

Ihren Antworten sollten Sie natürlich zuhören und sich mit ihnen auseinandersetzen, so dass Ihre neue Bekanntschaft merkt, dass Sie sich für sie interessieren. Merken Sie sich auch Details, die Sie mitbekommen. Es ist Ihnen so möglich, im Laufe Ihrer weiteren Unterhaltung fundierte Zwischenfragen zu stellen, die weiteren Gesprächsstoff schaffen.

Das Date

Haben Sie ein Date mit Ihrer neuen »Eroberung«, dann planen Sie dafür auch entsprechend Zeit ein. Frauen mögen keine Männer, die bei ihnen den Eindruck hinterlassen, keine Zeit für ein Zusammensein zu haben oder bei denen andauernd das Handy klingelt, weil »die in der Firma scheinbar nichts allein entscheiden können«. Ein gesundes Selbstbewusstsein ist beim Flirten und Verführen unabdingbar, Arroganz und Selbstgefälligkeit wirkt abschreckend. Also am besten gleich zu Beginn Ihres Zusammenseins ganz offiziell das Handy ausschalten und zum Beispiel sagen: «So, jetzt gibt es nur noch dich und mich«.

Beim Flirten ist das Fragenstellen und das Zuhören sehr wichtig, um die Stimmungen Ihrer Flirtpartnerin herauszubekommen und was in ihrem leben fehlt. Aber auch die sogenannte Selbst-Enthüllung trägt entscheidend dazu bei, dass aus einem Flirt etwas wird. Mit Ihren Auskünften über sich selbst, also über Ihre Gefühle und Meinungen, geben Sie Ihrem Flirt zu verstehen, dass Sie ein psychisch gesunder Mensch sind, mit einer gesunden Einstellung zum Leben. Geben Sie sich nicht richtig zu erkennen, werden Sie beim Flirten nicht sehr weit kommen.

Sprechen Sie im Zuge Ihrer Selbst-Enthüllung auf gar keinen Fall gleich bei Ihren ersten Treffen über Sex. Bei Ihrer Auserwählten macht sich sonst schnell der Gedanke breit, dass Sie nur »das Eine« wollen. Erst, wenn Sie sich etwas näher kennen, reden Sie auch über dieses Thema; locker und unverbindlich, um ihre Bereitschaft zu testen.

Plaudern Sie aber nicht gleich alles über sich aus. Bewahren Sie immer noch ein paar Geheimnisse für sich. Verschweigen Sie einfach wichtige Details, die ihre Phantasie anregen. Sie machen sich damit interessanter für Ihren Flirt. Ihre Gesprächspartnerin wird so voller Spannung auf Ihr nächstes Treffen warten, bei dem sie versuchen wird, Ihnen wieder ein Geheimnis zu entlocken. Wenn Sie dieses Spiel gut spielen, brauchen Sie sich nicht nach einem weiteren Date erkundigen. Sie wird Sie selbst danach fragen, weil Sie sie neugierig gemacht und ihren Ehrgeiz geweckt haben.

Konnten Sie bei Ihrem Zielobjekt »landen« und sie in ein Gespräch verwickeln, dann sollten Sie auf ihre versteckten Signale achten. Jeder Mensch »sendet« auch nonverbale (nicht durch Worte mitgeteilte) Signale aus. Achten Sie daher auch auf ihre Körpersprache und das, was sie »zwischen den Worten« preisgibt. Viele Männer übersehen diese Signale und reagieren dann natürlich falsch. Eine Frau wird zum Beispiel nicht sagen: »Umarme mich jetzt« oder »Du darfst jetzt meine Brüste berühren«. Deshalb: Fahren Sie Ihre »Antennen« aus, schalten Sie auf Empfang und **handeln Sie dann auch.**

Flirten und Verführen

> Frauen möchten in der Liebe Romane erleben,
> Männer Kurzgeschichten.
>
> *Daphne du Mauriers*

Verführung

Die Verführung ist ein ziemlich komplexes Ritual, das letztendlich nur ein Ziel hat: Sex mit dem gewünschten Partner. Entgegen einiger vielverheißender Buchtitel lässt sich dieses Ziel jedoch nur erreichen, indem man eine Reihe von kleinen Zielen bewältigt und bereit ist, dafür eine gewisse Zeit zu investieren. Bücher, die versprechen: »Jeden Tag mit einer anderen Frau ins Bett« machen nur einen schnell erfolg-*reich*: den Autor.

Männer werden vor allem visuell erregt. Bereits der bloße Anblick einer anziehenden Frau lässt ihren Puls in die Höhe schnellen. Frauen sind visuell nicht so leicht zu erregen. Eine Frau verführt man am besten über ihre Ohren. Alle Frauen hören gern zartliche Worte. Finden Sie die Träume und Fantasien Ihrer Partnerin heraus und flüstern Sie ihr ab und zu – speziell während des Liebesspiels – ins Ohr, was sie hören will. Alle Frauen hören zum Beispiel gern, dass sie begehrt und geliebt werden. Auch, wenn Sie dies Ihrer Partnerin schon tausendmal gesagt haben, wird sie garantiert nicht genug davon bekommen. Fällt Ihnen einmal »auf die Schnelle« nichts Passendes ein, dann flüstern Sie ihr einfach ihren Namen (oder Kosenamen) ins Ohr.

Frauen sind sexuell weniger leicht zu erregen als Männer. Forscher behaupten, dass Frauen sich bei der Partnerwahl von Natur aus zögerlicher und wählerischer verhielten, weil das Risiko, eine falsche Wahl zu treffen für sie viel größer ist. Da eine Frau in neun Monaten nur einmal schwanger werden kann, das Kind oder die Kinder austragen und diese anschließend über Jahre großziehen muss, mussten sich Frauen im Laufe der Evolutionsgeschichte sicher sein, dass ihr Partner zuverlässig ist, sie während der Schwangerschaft beschützte, versorgte und auch bei der Versorgung des Nachwuchses half. Sie mussten also schon bei der Partnerwahl auf »gute Gene« achten, was ein wählerisches und zurückweisendes Verhalten zur Folge hat. Evolutionsbedingt reagieren Frauen daher nicht auf unmittelbare sexuelle Reize, sondern auf Eigenschaften wie Verlässlichkeit, Treue, Tapferkeit, Zuwendung, Zärtlichkeit und die Fähigkeit, Wohlstand zu erwerben (damit genügend Mittel vorhanden sind, den Nachwuchs in angemesser Art und Weise groß zu ziehen). Dieses Männern gegenüber spröde Verhalten wurde über die Jahrtausende hinweg über die Moral gefestigt. Im Gegensatz zum Glauben der meisten Männer erregt bei ihnen daher auch nicht ein muskulöser oder besonders schöner Mann ihr Aufsehen, sondern das, was der Körper eines Mannes ausstrahlt – Sicherheit, Macht oder Wohlstand.

Menschen lassen sich verführen, indem man ihre Aufmerksamkeit erregt und ihr rationales Denkvermögen abschaltet. Dies gelingt am einfachsten, wenn man ihr Ego, ihre Eitelkeit oder ihr Selbstwertgefühl anspricht. Die Menschen werden mit Dankbarkeit reagieren, sind bewegt, glücklich und vielleicht auch arrogant. Aber es kommt nicht auf die Art ihrer Gefühle an, sondern nur, dass sie *überhaupt* welche haben. Wichtig ist daher, dass sie vor oder während einer Begegnung in einen Erregungszustand versetzt werden. Es spielt dabei keine Rolle, ob die Art der Erregung erotischer Natur ist oder Angst, Wut oder Enttäuschung.

Erregend wirkt auch ein rascher Wechsel des Verhaltens. So kann in einem Gespräch eine anfängliche Unfreundlichkeit einer Person mit anschließender Freundlichkeit zu einer deutlichen Sympathiebekundung für diese führen. Das liegt darin begründet, dass wir glauben, die unsympathische Person freundlich gestimmt zu haben. Wandelt sich jedoch anfängliche Freundlichkeit in Unfreundlichkeit, empfinden wir wesentlich weniger Sympathie. Trotzdem geraten wir aber innerlich in Erregung (mitunter sogar in Wut, in Rage).

Forschungen haben ergeben, dass jeder Anlass, der physische Erregung verstärkt, eine günstige Basis für erotische Kontakte schafft. Daher bringen Massenveranstaltungen, wie Pop-Konzerte, Großraum-Diskotheken, Karnevalsumzüge und dergleichen Menschen oft in eine ausgelassene Stimmung, in der sie sexuelle Annäherungsversuche eher akzeptieren. Erfahrene Verführer wissen das und besuchen derartige Veranstaltungen gerade deshalb.

> Wer lieben will, muß sich selbst lieben.
> Wer geachtet sein will, muß sich selbst achten.
>
> *Yang Hsiung*

Selbstbewusstsein

Bei der Kunst der Verführung ist Selbstvertrauen sehr wichtig. Die besten Verführer haben immer an sich, ihren Charme und an einen Erfolg geglaubt. Jemand, der sich selbst als unattraktiv für das andere Geschlecht betrachtet, hat es wesentlich schwieriger. Er muss immer erst sich selbst überzeugen und dann auch noch das Objekt der Begierde von sich. Obendrein wirkt Selbstvertrauen auf Frauen wie ein starkes Aphrodisiakum, da sie sich in der Nähe von so einem Partner geborgen und erregt zugleich fühlen. Schüchterne Männer dagegen werden meist ignoriert. Sie haben es also doppelt schwer, sich ihrer Traumfrau »zu nähern«. Einzige Ausnahmen: Man(n) ist ein Star oder Papi gehört eine große Firma. Dann laufen die Frauen auch einer »Dumpfbacke« hinterher.

Es gibt viele Männer, die beruflich sehr erfolgreich sind, die in großen Unternehmen tätig sind, die Mitarbeiter führen, die attraktiv aussehen, denen es an Frauenbekanntschaften nicht mangelt, die sich aber trotzdem vor näheren Beziehungen scheuen. Sie haben ganz einfach Angst, dass ihre kleinen Schwächen deutlich werden könnten oder sie haben Angst vor dem Alleinsein, fürchten sich aber gleichzeitig vor einer festen Bindung. Diese Männer flüchten sich oft in übermäßigen Zigaretten- und Alkoholkonsum oder übertriebenen Sport. So haben sie zwar im Laufe der Jahre berufliche und sportliche Erfolge erzielt, jede Menge Geld angehäuft und fahren Luxusautos, doch die dabei erlebten Hochgefühle hielten nicht lange an. Oft steckt dahinter, dass sich diese Menschen in ihrem bisherigen Leben, speziell in ihrer Kindheit, nie richtig geliebt fühlten. Die Liebe war immer an irgendwelche Bedingungen geknüpft (»Wenn du …, dann …«). In ihrem späteren Leben führt das dann dazu, dass sie eine Aufgabe nicht aus einem Gefühl des Selbstwertes heraus übernehmen, sondern weil sie hoffen, für ihre Leistungen im Beruf oder Sport geliebt zu werden. Die Wahrheit ist aber: Für Leistungen wird man nicht geliebt, sondern höchstens (vorrübergehend) bewundert oder beneidet.

Da Selbstbewusstsein beim Flirten und Verführen eine so große Bedeutung hat, nachfolgend ein paar Tipps, wie sich Selbstbewußtsein steigern lässt.

Um selbstbewusst zu sein, müssen Sie weder überdurchschnittlich gut aussehen noch besonders intelligent sein. Es bedeutet vielmehr, dass Sie sich so wie Sie sind mögen und dies auch ausstrahlen. Denken Sie daher nicht immerzu an Ihre Schwächen, sondern betonen Sie Ihre Pluspunkte. Mit Ihren Schwächen verfahren Sie folgendermaßen: Entweder Sie akzeptieren den betreffenden Schwachpunkt als Teil Ihrer Persönlichkeit und verwandeln ihn damit sogar in eine Stärke oder Sie überlegen, wie Sie Ihren Schwachpunkt abbauen können und machen sich danach an die Arbeit. Wichtig ist nur, dass Sie Ihre getroffene Entscheidung nicht »auf die lange Bank schieben«, sondern diese sofort in die Tat umsetzen.

Bedenken Sie: In der Liebe gilt, wie übrigens allgemein im Leben: Wer sich selbst nicht liebt, wird auch nur sehr selten von anderen geliebt. Also lernen Sie, sich trotz Ihrer Schwächen oder gerade deshalb (!) selbst zu mögen. Betrachten Sie einen »Schönheitsfehler« an Ihrem Körper nicht als Makel, sondern als Ihr persönliches Markenzeichen.

Eine sehr gute und bewährte Methode, selbstbewusster zu werden, ist die »So-tun-als-ob-Methode«. Man tut einfach so als ob man das, was man gern sein möchte, schon ist. Bereits nachdem man nur ein paar Monate seine Selbstsicherheit »gespielt« hat, beginnt man, sich selbstsicherer zu fühlen. Man »überspielt« damit quasi seine Unsicherheit und Schüchternheit. In der Praxis des NLP (Neuro-Linguistisches Programmieren) gibt es ein Prinzip, das lautet: Du wirst, was du denkst. Besagt: Man muss nur seine entmutigenden oder negativen Gedanken durch positive ersetzen und an das glauben, was man sein oder erreichen will, so als wäre es schon erreicht. Dann werden die Gedanken zu Handlungsweisen und Ideen führen, mit denen man die Gedanken in Taten und Ergebnisse umsetzen kann. In der Phantasie wird der Erfolg gewissermaßen so lange ausgemalt, bis er sich einstellt. Jeder erfolgreiche Sportler macht so etwas in seiner Vorbereitungszeit auf einen entscheidenden Wettkampf und besonders intensiv dann noch einmal direkt vor dem Match und während der Pausen. In Gedanken sehen sie sich schon als Sieger. War ein Spiel einmal nicht erfolgreich, dann kennen wir zum Beispiel den Ausspruch von Boris Becker: »Heute war ich *mental* nicht gut drauf«.

Ein weiters wichtiges Prinzip aus der Praxis des NLP lautet: Tu, was du fürchtest, immer und immer wieder und die Furcht wird dich verlassen. Die Psychologen nennen dies systematische Desensibilisierung. Fällt es Ihnen also zum Beispiel schwer, eine Frau, die Ihnen gefällt, anzusprechen, dann sagen Sie sich in Gedanken, dass es einfach ist, sie anzusprechen. Wichtig dabei ist, dass Sie Negativformulierungen vermeiden. Falsch ist beispielsweise: »Ich habe keine Angst, sie anzusprechen«. Richtig ist: »Ich habe den Mut, sie anzusprechen«. Mit Wörtern, wie »nicht« und »kein« kann unser Gehirn bei dieser »Programmierung« nichts anfangen. Sie werden beim »Verarbeiten« einfach »ausgeblendet«. Aus obigem Satz wird somit unterbewußt: »Ich habe ./. Angst, sie anzusprechen.

Übung macht den Meister

Für die meisten Männer ist es kein Problem, beim Einkaufen oder bei einem Fest mit einer Frau ins Gespräch zu kommen, solange sie sich für sie nicht besonders interessieren. Ist es jedoch eine schöne Frau, zu der sie sich hingezogen fühlen, haben sie auf einmal einen »Kloß« im Hals und sehen lieber weg. Neben dem Selbstbewusstsein spielt beim Flirten und Verführen also auch noch der Mut eine wichtige Rolle. Dieser lässt sich mit den zuvor genannten Techniken aus der Praxis des NLP steigern und natürlich, wie so vieles im Leben, durch Übung. Nutzen Sie daher jede Gelegenheit, mit Frauen in Kontakt zu kommen. Sagen Sie beim Einkaufen zur Verkäuferin oder der gestressten Kassiererin ein paar nette Worte (manchmal genügt auch ein freundliches Lächeln), fragen Sie in einer fremden Stadt nach dem Weg, sprechen Sie in der Bank oder Post den an, der neben Ihnen wartet, usw. Am Arbeitsplatz ist Flirten natürlich ebenfalls ein Thema. Hier wird sogar am meisten geflirtet. Nirgendwo lernen sich mehr Paare kennen. Hüten Sie sich aber im Anfangsstadium eines Flirts davor, anderen körperlich zu nahe zu rücken. Speziell Berührungen an Kopf, Beinen und Füßen wirken aufdringlich und schrecken ab. Zu den »harmlosen« Zonen zählen Hände, Arme und Schultern.

Vermeiden sollten Sie beim ersten Blickkontakt mit Ihrem Flirt ein Zuzwinkern. Frauen empfinden dies meist als unanständig.

Wichtig: Verzichten Sie zumindest am Anfang dieses Trainings auf den Kontakt mit Frauen, bei deren Anblick Ihnen schon ganz heiss wird.

Eine gute Möglichkeit, eine Frau, die Ihnen gefällt, anzusprechen oder mit ihr ein Gespräch zu führen, ist die: Reden Sie sich vorher selbst ein, dass sie Sie eigentlich gar nicht besonders interessiert. Sie werden dadurch lockerer drauf sein, sich auf ihre Worte konzentrieren können und Ihre eigenen Gedanken und Worte besser ordnen. Hören Sie ihr zu und sprechen Sie wenig über sich. Sie schlagen damit gleich »zwei Fliegen mit einer Klappe«: Erstens hat Ihre Gesprächspartnerin das Gefühl, in Ihnen einen guten Zuhörer gefunden zu haben (und das schätzen Frauen sehr!) und zweitens geben Sie so gut wie nichts von sich preis. Sie bleiben damit geheimnisvoll und interessant.

Sorgen Sie dafür, dass Sie immer gut drauf sind. Gut gelaunte Menschen finden leicht Kontakt, »Miesepeter« finden keinen. Schon das Sprichwort sagt: Gute Laune steckt an. Schlechte Laune aber vielleicht auch, befürchten die anderen Leute und meiden deshalb den Kontakt mit einem schlecht gelaunten Menschen. Einen schlechten Tag »erwischt« jeder mal, aber ein Dauerzustand sollte es nicht werden. Tipps, die für gute Laune sorgen, finden Sie in diesem Buch in den Artikeln über Körper-Tuning, usw. Oft hilft gegen schlechte Laune aber auch ein erleichterndes Gespräch mit einem guten Freund oder Bekannten, ein Spaziergang in der Natur, bei dem man »abschaltet«, ein Genuß, den man sich gönnt oder Entspannungsübungen (Atemtechniken, Meditation, Yoga, autogenes Training).

Blicke

Blicke spielen beim Flirten eine große Rolle. Durch ein entsprechendes Blickverhalten lassen sich Kontakte anbahnen und abblocken, da sie Freundlichkeit und Bewunderung, aber auch Gleichgültigkeit und Ablehnung ausdrücken können.

Wissenschaftliche Experimente haben ergeben, dass Frauen auf Blickkontakt sensibler reagieren als Männer. Sie sehen ihren Gesprächspartner auch länger und häufiger an. Frauen fühlen sich zudem zu einem Menschen mit einem freundlichen Lächeln und interessiertem Blickverhalten hingezogen. Beim direkten Kontakt mit Männern werden Blicke jedoch schnell als lästig empfunden. Speziell, wenn eine Frau zu lange ununterbrochen angesehen wird (»anstarren«), empfindet sie diese Blicke mitunter sogar bedrohlich. Die Vermeidung von Blickkontakt kann Antiphatie, aber auch Unsicherheit im sozialen Umgang, Schüchternheit und Unterlegenheitsgefühle signalisieren.

Möchten Sie Frauen auf der Straße ansprechen, dann verfolgen Sie diese nicht zu lange und suchen Sie sich beleuchtete Straßen aus, auf denen Menschen unterwegs sind. Ihr Gang sollte dabei selbstsicher sein und nicht hektisch. Anderenfalls könnten die Frauen ängstlich und verschreckt reagieren, wenn Sie ihnen näher kommen. Eine Flirtstimmung ergibt sich dann garantiert nicht. Ihre Auserwählte wird sich eher Gedanken machen, wie sie schnell in Sicherheit gelangt.

Ideale Flirtplätze:

Der Waschsalon ist nicht nur im Film ein gute Adresse zum Flirten. Wer seine Wäsche hierher bringt, ist mit sehr hoher Wahrscheinlichkeit ein Single.

Ebenfalls eine gute Möglichkeit, ein weibliches Wesen kennenzulernen, besteht in Kaufhäusern und Geschäften.

Halten Sie also die Augen offen, wenn Sie auf Shopping-Tour gehen, auch wenn es nur der Wochenend-Einkauf im Supermarkt ist. Erblicken Sie etwas nach Ihrem Geschmack, bitten Sie sie einfach um Hilfe. Sie könnten ja zum Beispiel ein Geschenk für Ihre Schwester oder Cousine aussuchen wollen und dabei die Hilfe dieser attraktiven Frau in Anspruch nehmen. Das Ziel ist natürlich, das Gespräch auszudehnen und (vielleicht) festzustellen, dass man viele Gemeinsamkeiten hat. Ein guter Grund, sich auf ein Date zu verabreden.

Einen Anfangskontakt können Sie auch herstellen, indem Sie Ihre Zielperson im Gedränge »zufällig« berühren. Diese »zufällige« Berührung schafft Gelegenheit, ein Gespräch zu beginnen (»Oh, entschuldigen Sie …«). Derartige »zufällige« Berührungen sind gut in U- und S-Bahnen möglich (speziell zu den Stoßzeiten morgens und zum Feierabend) sowie auf Rolltreppen in Einkaufszentern.

Gute Kontaktmöglichkeiten bestehen auch in In-Bars und Cafes, da sich hier oft Single-Damen zum Sehen und Gesehen-Werden treffen (meist in Zweier- oder Dreier-Gruppen).

Sehr viele Paare lernten sich auch in kleinen Arbeitsgruppen kennen sowie in Seminaren, Sportgruppen und Vereinen.

Abraten möchte ich von Kontaktanzeigen in Zeitungen und Zeitschriften und den Single-Börsen im Internet. Hier tummeln sich sehr oft Damen, die auf der Suche nach sehr wohlhabenden Männern sowie Stars und karrierefördernden Bekanntschaften sind. Des weiteren verbergen sich hinter diesen Single-Kontakten oft professionelle Girls, die den Männern mit den unterschiedlichsten »Geschäftsideen« das Geld aus der Tasche ziehen wollen.

Wollen Sie mit Ihrem Flirt nach der ersten Kontaktaufnahme ins Gespräch kommen, dann vermeiden Sie verallgemeinerte Redensarten und Einstellungen (»man«). Zeigen Sie lieber eigene Gefühle und teilen Sie Ihre Empfindungen Ihrer Gesprächspartnerin mit. Werden Sie persönlich und sagen Sie »ich«, wenn Sie sich selbst meinen und »wir«, wenn Sie sich beide meinen. Die allgemeingültigen »man«-Formulierungen sind zum Anbandeln ungeeignet, da sie nichts von der eigenen Persönlichkeit preisgeben. »Man« bleibt anonym; wodurch sich allerdings der Abstand zwischen zwei Personen vergrößert. Kurz gesagt, dass Wörtchen »man« ist ein Flirtkiller.

Wollen Sie eine Frau verführen, dann erforschen Sie ihre Stimmungen und finden Sie heraus, was in ihrem Leben fehlt. Sie müssen sich intensiv auf sie konzentrieren und ausloten, welche Kardinalschwäche sie hat. Aus dieser Kardinalschwäche lassen sich immer auch weitere kleine Schwächen ableiten. Ein guter Liebhaber zeichnet sich natürlich dadurch aus, dass er nicht direkt danach fragt, sondern an Hand ihrer Gesten, ihrem Blick, einem bestimmten Tonfall ihrer Stimme, am Stil ihrer Kleidung oder einer unbedachten Bemerkung beobachtet, was sie preisgibt. Ignorieren Sie das bewusste Verhalten Ihrer Zielperson, konzentrieren Sie sich auf die Tonlage ihrer Stimme, auf ein Erröten, auf einen Blick oder sogar einen Anflug von Ablehnung. Solche Zeichen verraten auch, was sie mit Worten nicht sagen will. Halten Sie sich selbst immer im Hintergrund, finden Sie möglichst viel über ihre Stärken und vor allem über ihre Schwächen heraus. Das alles erfahren Sie natürlich nicht bei einem zweistündigen Abendessen, sondern es erfordert Geduld und die Beachtung aller Details. Es werden Ihnen daraus jedoch ungeahnte Möglichkeiten erwachsen, da nur wenige der

Versuchung widerstehen können, jenem Menschen zu folgen, der so sehr auf ihre eigenen Wünsche eingeht, der derart maßgeschneiderte Komplimente macht, ja der aus ihr einen Star macht. Sie werden für sie wie eine Droge sein, sie wird süchtig nach Ihnen.

Die meisten Menschen glauben, dass sie eigentlich mehr Größe haben, als nach außen zu erkennen ist. Hier setzt der Verführer an. Spielen Sie also nicht mit ihren niederen Instinkten der körperlichen Gelüste, sondern sprechen Sie diese Seite ihres Selbst an.

Flirtsignale

An bestimmten Verhaltensweisen lässt sich erkennen, ob es Ihnen gelungen ist, eine Frau in Flirtstimmung zu versetzen. Deutliche Zeichen sind zum Beispiel das Präsentieren des Nackens (Seitwärtsneigung des Kopfes), Selbstberührung im Gesicht oder das Durchstreifen der Haare mit hocherhobenem Arm und leichte Neigung des Kopfes (Hair-Flip), ein Hervorheben der Brust, Lächeln, Blickkontakt sowie häufige Oberkörperbewegungen nach vorn.

> Wer aufhört zu schenken,
> der hat auch schon zu lieben aufgehört.
>
> *Von den Tamilen*

Geschenke

Schon vor tausenden von Jahren haben Männer die Frauen, die sie begehrten, mit Geschenken verführt. Geschenke wirken auf Frauen aphrodisierend, da sie ihnen das Gefühl geben, geschätzt und umsorgt zu werden. Verfallen Sie also nicht in den Irrglauben, Ihre Anwesenheit sei für sie genug. Achten Sie bei Ihren Geschenken aber darauf, dass Sie Ihrer Angebeteten schenken, womit *sie* etwas anfangen kann und nicht, was Ihnen gefällt. Am Anfang einer Beziehung bringen Sie ihr einfach Blumen mit oder auch eine einzelne Rose. Im Laufe Ihres Zusammenseins lernen Sie sie dann besser kennen und auch ihre Wünsche, so dass Sie ihr die Art Geschenke machen können, bei denen sie Ihnen vor Freude um den Hals fällt. Mit so einem Mann wird sie garantiert auch gern Sex haben wollen!

Ein Geschenk ist es aber auch, wenn Sie sie in ein Restaurant ausführen, dass Sie ausgesucht haben, und die Rechnung bezahlen. Für die meisten Frauen ist ein gemütliches Essen bei Kerzenschein sogar ein Vorspiel auf Sex.

Generell gilt in Sachen Geschenke allerdings, dass nicht die teuersten Geschenke auch die beste Wirkung haben; besonders, wenn als »Dankbarkeit« unterschwällig Sex verlangt wird. Eine Frau hat dann eher das Gefühl, dass versucht wird, sie mit derartigen Geschenken zu kaufen.

Warum wollen die meisten Frauen ältere Männer?

An erster Stelle steht für Frauen der Gedanke, dass ein wesentlich älterer Partner sie (später einmal) mit jenseits der sechzig nicht mehr so leicht verlassen wird, wenn sie (dann) mit dreiundvierzig die ersten Fältchen hat. Bei einer Dreißigjährigen »landet« er dann nämlich kaum noch. Des weiteren ist zumindest bei den Frauen über fünfundzwanzig bekannt, dass ältere Männer ein längeres Vorspiel brauchen, um eine Erektion zu bekommen. Für die Frau ist dies wiederum ein Segen, da sie ja selbst ein behutsames und ausgedehntes Liebesspiel benötigt, um zum Höhepunkt zu gelangen. Ein reiferer Liebhaber kommt auch nicht mehr so schnell zur Ejakulation wie ein junger Mann in der »Sturm- und Drang-Zeit«. Da eine junge Frau aber normalerweise genügend Scheidensekret produziert, und bei entsprechender Stimulation auch ausreichend lange, kann der Verkehr länger dauern. Wiederum ein Vorteil für die Frau, denn so gelangt auch sie zu ekstatischen Gefühlen, was bei jungen Männern meist nicht der Fall ist. Erfahrene Männer strahlen auch mehr Ruhe und Zuversicht aus und bieten meist auch eine bessere materielle Basis für eine Familiengründung.

Aphrodisiaka

Im Laufe der Jahrhunderte wurden mehrere Hundert Mittel und Mixturen ersonnen, die den sexuellen Appetit anregen und verstärken und die sexuelle Leistungs- und Genußfähigkeit steigern sollten. Nur wenige dieser Aphrodisiaka haben bis heute überdauert. Zu bedenken ist aber, dass Aphrodisiaka keine Arznei sind und sexuelle Störungen mit ihnen nicht geheilt werden können. Sie dienen vielmehr dazu, das Vergnügen am Sex anzuheizen.

Als Aphrodisiaka gelten zum Beispiel:

Alkohol

Alkohol wirkt in niedrigen Dosen belebend und enthemmend. Je nach Körpergröße wird diese anregende Wirkung aber schon nach zwei bis drei Gläsern Wein oder Sekt erreicht. Die Lust auf Sex steigt, das Liebesspiel wird allerdings dadurch nicht besser, sondern triebgesteuerter. Die Partnerin ist nur noch Mittel zum Zweck. Der Drang, den Orgasmus möglichst schnell zu erreichen, steigt. Ähnlich, wie mit der Fahrtüchtigkeit verhält es sich mit der »Tüchtigkeit« im Bett: Bei mehr als 0,8 Promille Alkohol im Blut neigt man zur Selbstüberschätzung und das Können lässt erheblich nach. Ein gutes Warnsignal für mehr als ausreichend Alkoholkonsum ist ein einsetzender Schluckauf. Dieser entsteht nämlich, weil die Kontrolle über die Muskeln langsam verloren geht. Wer jetzt noch weiter trinkt, wirft meist gute Vorsätze über Bord, verzichtet auf den Gebrauch von vorhandenen Kondomen und macht Dinge, die er nüchtern nie getan hätte. Alkohol also lieber in Maßen als in Massen konsumieren, dann bleibt auch die letzte Nacht in schöner Erinnerung.

Ätherische Öle, wie:

Bergamotte – ein fruchtig, frischer Duft, der entspannend, stimmungsaufhellend und stimulierend wirkt

Basilikum – duftet würzig, hat eine antörnende Wirkung; die ätherischen Öle können vorrübergend die Harnröhre irritieren und so eine Erektion verursachen

Grapefruit – frischer, spritziger, fruchtiger Duft; stimmungsaufhellend und erheiternd

Ingwer – würzig-warmer, leicht süßlicher Duft; erregt alle Sinne und fördert die Lust bei Mann und Frau

Jasmin – ein exotisch, sinnlicher Duft; wirkt bei Männern und Frauen erotisierend und beflügelnd

Kardamom – ein asiatisches Gewürz, das reichlich ätherische Öle enthält, die Kreislauf, Durchblutung, Nerven und Psyche stimulieren

Kreuzkümmel – warmer, würziger Duft; kräftigend, durchblutungsfördernd, erotisierend

Limette – duftet zitronig frisch und wirkt stimmungsaufhellend, erheiternd und anregend

Muskatellersalbei – ein warm-würzig, leicht harzig duftendes Öl, das euphorisch stimmt und so auch Müdigkeit vertreibt

Neroli – duftet üppig blumig; löst innere Blockaden und hat eine leicht enthemmende Wirkung

Patchouli – ein orientalisches Aroma, wurde schon im Altertum als Aphrodisiakum verwendet

Pfefferminze – erfrischt den Atem und macht den Geist wach

Sandelholz – süß-holziger Duft; wirkt auf Männer und Frauen gleichermaßen anziehend

Tonka – ein orientalischer Duft, mit erotisierender und belebender Wirkung

Vetiver – duftet holzig-balsamisch; entspannt und regeneriert verbrauchte Energie

Weihrauch – würziges, holziges Öl; entspannt und hebt die Stimmung

Ylang-Ylang – ein sinnlich-exotischer Duft; wirkt beruhigend und anregend zugleich

Zimt – wirkt stimmungsaufhellend und potenzfördernd

Gerüche

In der Erotik läuft auch viel über den Geruchssinn, weshalb viele ätherische Öle die Lust beflügeln (siehe oben). Ätherische Öle sorgen aber nicht nur für ein sinnliches Vergnügen, sondern haben auch ganz konkrete Wirkungen auf Körper, Seele und Geist. So wird der über die Nase aufgenommene Duft an das Gehirn weitergeleitet, konkret an das Limbische System. Dieses steuert vermutlich das Unterbewusstsein und die Gefühle, ist am Erinnern beteiligt und beeinflusst das Zusammenspiel aller Körperfunktionen. Darin liegt auch erklärt, warum ein spezieller Geruch in unserem Körper spontane Erinnerungen und weit zurückliegende Gefühle weckt und warum Düfte unsere Gefühle beeinflussen. Ein bestimmter Geruch kann daher genauso stimulierend wirken, wie eine zärtliche Berührung.

Küssen

Küssen gibt dem Partner das Gefühl, begehrt zu sein. Es ist daher von großer Bedeutung für das gesamte Liebesspiel, einschließlich dem Nachspiel.

Wenn Sie küssen wollen, sorgen Sie dafür, dass Ihre Lippen weich und feucht (aber nicht nass) sind. So fühlen sich Küsse am besten an, weil man dann mit ihnen fühlen kann. Wenn Sie den Atem Ihrer Partnerin nicht mögen, Sie ihr dies aber nicht direkt sagen wollen, dann geben Sie es ihr »durch die Blume« zu verstehen. Sagen Sie ihr, dass Sie ihre Lippen gern küssen würden, nachdem sie einen Pfefferminz- oder Frucht-Drops gelutscht oder ein Mundspray benutzt hat, da sie dann gewiß noch besser schmecken würde. Hat sie dies getan, dann sollten Sie sofort (laut) bemerken, wie gut ihr Atem jetzt riecht und wie lecker ihre Küssen schmecken. Dieses konkrete Lob wird sie anspornen, vor einem intimeren Zusammensein mit Ihnen immer etwas Atemerfrischendes zu sich zu nehmen. Es versteht sich von selbst, dass Sie auf einen angenehmen Atem bei sich ebenfalls achten.

Erotisches Küssen

Erotisches Küssen wird erst durch Entspannung der Mund- und Gesichtsmuskeln möglich. Da es aber auch alle Sinne mit einbezieht, sollte auf körperliche Reinheit und Gesundheit geachtet werden. Besonders unangenehm und »abtörnend« wirkt schlechter Mundgeruch. Dieser entsteht nach dem Verzehr von scharf gewürzten Speisen (Zwiebeln, Knoblauch), durch Zigaretten- und Alkoholkonsum, häufig aber auch durch krankhafte Störungen im Mund oder Verdauungsapparat. Sicherlich muss auch nicht besonders betont werden, dass gepflegte Zähne ebenfalls zum erotischen Küssen gehören. Ein »Pferdegebiss« (gelbliche Verfärbung der Zähne vom Nikotin) oder von Karies zerfaulte Zähne wirken alles andere als erotisierend.

Kusslippen sollten natürlich weich und zart sein. Benutzen Sie daher eine Creme oder einen Lippenpflegestift (gibt es in Drogeriemärkten in der »Sommer-« und »Winterausführung«).

Achten Sie darauf, mit festem Mund zu küssen, damit sich Ihre Küsse nicht »schlabbrig« anfühlen. Dies wirkt genauso »sympathisch« wie der schlaffe »Händedruck« mancher Menschen bei einer Begrüßung.

Lecken und küssen Sie Ihre Partnerin zur Abwechslung einmal, nachdem Sie zuvor kaltes Wasser oder Wein getrunken haben. Dies erzeugt auf ihrer Haut völlig neue Gefühle. Ebenso prickelnd wirkt es, wenn Sie ihr auf bestimmte Körperstellen (speziell auf die erogenen Zonen) Eiskrem, Schlagsahne, Honig oder Schokoladensoße aufbringen und sie dann ablecken. Achten Sie aber darauf, dass davon nichts in die Vagina gerät, da dies Infektionen hervorrufen kann.

Beginnen Sie Ihre Lippenreise am besten mit Küssen auf die Innenseite des Handgelenks Ihrer Partnerin. Dann erforschen Sie sanft, verspielt und aufreizend eine gewisse Zeit ihre Lippen.

Zum Orgasmus küssen

Die meisten Frauen genießen das Streicheln ihrer Brüste sowie das Saugen an den Brustwarzen und gelangen mitunter sogar allein dadurch zum Orgasmus. Es gibt aber auch eine Reihe von Frauen, die das ablehnen. Es gilt also, am Anfang einer neuen Beziehung zu erspüren, was die Partnerin davon hält. Bei vielen Frauen besteht aber ein »heißer Draht« zwischen Brust und Vagina. Stimuliert man ihre zarten Knospen durch Küssen, Saugen und Streicheln, führt das zu äußerst angenehmen Gefühlen in der Vulva und lässt die Vagina feucht werden.

Benutzen Sie bei Ihrem Zungenspiel abwechselnd die rauere Seite (die Oberseite) und die glattere Seite (die Unterseite) der Zunge, da dies unterschiedliche Gefühle hervorruft.

Umkreisen Sie mit Ihrer Zunge ihre Brustwarzen, erst langsam, dann schneller. Saugen Sie an den Nippeln ihrer Brustwarzen bis diese steif in die Höhe ragen. Nehmen Sie dann eine Brustwarze sanft zwischen die Zähne und schnellen Sie mit der Zunge über die Spitze. Vollziehen Sie dieses Spielchen nun mit der anderen Brustwarze.

Wissenswert ist auch, dass Größe und Schönheit des Busens nichts damit zu tun haben, ob eine Frau es genießt, wenn man ihre Brüste küsst und streichelt.

Sowohl für den Gebenden wie auch für den Empfänger erregend sind kühne, schnelle Küsse über die ganze Seite der Oberschenkel.

Das Vorspiel

Zu richtig gutem Sex gehört auch ein ausgedehntes Vorspiel. Was allerdings nicht bedeuten soll, dass ein »Quickie« generell abzulehnen ist. Auch dieser bringt Abwechslung in das Liebesleben und kann für lustvolle Minuten und jahrelange schöne Erinnerungen sorgen.

Für ein ausgedehntes Liebesspiel sollten beide Partner natürlich in der richtigen Stimmung sein. Zeitdruck, Müdigkeit und Sorgen sind »Abtörner«. Genauso eine zu kalte Umgebung und ungenügend Ruhe. Am geeignetsten für langsamen Sex sind somit die Wochenenden und der Urlaub. Derartige gemeinsame Auszeiten bewirken so gut wie immer wahre Wunder in der Partnerschaft.

Für die meisten Paare beginnt das Vorspiel mit einem gemeinsamen Essen und einer Flasche Wein. Viele haben sogar ein Lieblingsessen oder nehmen gern ein exotisches Mahl ein, dass sie an einen besonders schönen Urlaub erinnert.

Nach einer *leichten* Kost (gegen das Hungergefühl) und *einem* Gläschen Wein (zur Auflockerung) kann das Vorspiel intimer werden. Beginnen Sie am besten mit Küssen auf den Mund, in den verschiedensten Varianten. Streicheln und liebkosen Sie Ihre Partnerin am ganzen Körper, außer an ihren empfindlichsten Stellen, den Brüsten und der Klitoris. Dies lässt sich gut mit dem langsamen Ausziehen Ihrer Partnerin kombinieren. Flüstern Sie ihr dabei auch ein paar Komplimente über ihren Körper zu. Widmen Sie sich zuerst ihren Ohren, dem Hals (seitlich), ihrem Nacken, dem Rücken vom Kopf bis zu den Hüften, der Taille (hinten) und den Innenseiten der Oberschenkel. Einen Extra-Kick können Sie ihr verschaffen, indem Sie Ihren Bauch sanft an ihren reiben.

In diesem Zusammenhang möchte ich unbedingt noch einmal darauf hinweisen, darauf zu achten, dass Ihre Hände glatt und sauber sind. Sonst wirken diese auf der zarten Haut Ihrer Geliebten wie Sandpapier. Sind sie auch noch schmutzig und die Fingernägel »anthrazit untermalt«, kann eine Reizung der Schleimhäute in der Vagina oder sogar eine Infektion die Folge sein. Ganz abgesehen davon, dass einer Frau beim Anblick solcher Männerhände der Appetit auf ein »Fingerspiel« vergehen wird. Deshalb sehen Frauen Männern auf den zweiten Blick auch auf die Hände. Sie stellen sich immer vor, wie es sein wird, mit diesen Händen berührt zu werden.

Achten Sie darauf, dass das (intime) Vorspiel mindestens zwanzig Minuten dauert. Diese Zeit vergeht wie im Fluge, wenn Sie Ihre Partnerin langsam ausziehen, sie dann *ausgiebig* streicheln (über Rücken, Beine, Kniekehlen, Füße und Bauch) und küssen (zumindest ihren Mund, die Ohrläppchen, den Hals, die Schultern, Achselhöhlen, Brüste, Handgelenke, Finger, die Nabelgegend, die Innenseiten ihrer Oberschenkel, die Fußsohlen und (erst zum Schluß!) ihre Brustwarzen und Genitalien).

Liebes-Toys

Liebes-Toys, das »Spielzeug für Erwachsene«, kann altbewährte Liebestechniken neu aufpeppen und unbekannte Empfindungen auslösen. Setzen Sie Ihrer Partnerin eine Augenmaske auf (gibt es beim Erotik-Versand), wird sie ihre Empfindungen mit den anderen Sinnen intensiver wahrnehmen. Da sie sich quasi in völliger Dunkelheit befindet und nicht weiß, was sie im nächsten Augenblick erwartet, wirkt die Anspannung erotisch sehr erregend. Steigern können Sie das Ganze noch, indem Sie ihr mit sinnlicher Stimme sagen, dass Sie sie lieben (zur Abwechslung auch einmal in einer ausländischen Sprache), wie sehr Sie ihr Körper gefällt und sie zum Beispiel mit verschiedenen Materialien (Samt, Seide, Federn, Fell oder einem Kalligraphiepinsel) sanft streicheln.

Ein Vibrator ist ebenfalls ein vielseitiges Sex-Spielzeug. Er wird zwar von vielen Männern etwas argwöhnisch als »Konkurrent« betrachtet, peppt das Liebesspiel aber für beide Partner auf, denn er ist nicht nur ein Freudenspender für die Frau. Er dient vielmehr auch als summender Massagestab für die Stimulation von Hoden, Perineum, Anus und Eichel.

Frauen reagieren auf die Schwingungen dieses kleinen Brummers besonders an Brüsten, den Hautpartien an Bauch und den Innenseiten der Oberschenkel, des Scheideneingangs und bevorzugt des Kitzlers. Durch die einstellbare Geschwindigkeit der Vibrationen lassen sich immer wieder neue Varianten im Liebesspiel erfinden.

Vibratoren werden von Frauen übrigens nicht, wie von den meisten Männern angenommen, zum Einführen in die Vagina benutzt, sondern zur Reizung ihres Kitzlers und der umgebenden Schamhügelpartie. Er ist also *kein* Penisersatz!

Der Penis

Fast alle Männer glauben, dass Frauen auf einen großen Penis stehen. Sicherlich hat jeder Mann schon einmal das Sprichwort: »Lang und dick, Frauenglück« gehört. Allerdings bestimmt nur unter Männern. Frauen ist die Länge und der Duchmesser seines »besten Stücks« zwar nicht gänzlich egal, aber was sie von Männern wollen, hat nichts mit stattlichen Penissen, steinharten Erektionen, allzeiter »Bereitschaft« und Super-Mega-Orgasmen zu tun. Sie wollen vielmehr einen Mann, der sensibel und kommunikativ ist, der sie achtet, der sich Zeit für sie nimmt und der sich in eine Beziehung auch selbst einbringt.

Sehr gut geeignet zum »Heißmachen« ist eine erotische Körpermassage.

Die Kunst der erotischen Massage

Das erotische Potential der Haut wird selbst von Liebespaaren oft zu wenig beachtet. Massage kann ein völlig neuer und abwechslungsreicher Weg zur Lust sein, der zu einem Orgasmus führt, der den ganzen Körper belebt. Durch die intensive Berührung bei der Massage werden im Körper glücklichmachende Endorphine ausgeschüttet, der Stresshormonpegel und der Blutdruck gesenkt.

Eine Erotik-Massage muß und sollte aber nicht immer zu Sex führen. Bei Ihrer Partnerin kommt sonst schnell der Gedanke auf, dass sie nur eine Massage bekommt, wenn Sie Sex wollen. Dies wird bei ihr zu einem negativen »Beigeschmack« führen, da sie weiß, wo die Massage wieder enden *muß*. Viel besser ist es, wenn Sie ihr nach einem anstrengenden Arbeitstag auch ab und zu den verspannten Nacken oder den schmerzenden Kopf massieren, ohne dass Sex ins Spiel kommt. Es bleibt so immer eine gewisse Spannung erhalten. Und spannend sollte eine Partnerschaft ja bleiben!

Eine erotische Massage sollte – wie übrigens das gesamte Liebesspiel – langsam und gemächlich angegangen werden. Sinn und Zweck einer Erotik-Massage ist es, den vom Sex ablenkenden Alltagsstreß zu vergessen, sich zu entspannen, ruhig und ausgeglichen zu werden, die Sinne zu stimulieren und Energie für langen, erstklassigen Sex zu schaffen. Aus diesem Grund sollte bei der Massage auch abgewechselt werden. Ist immer nur ein Partner der Gebende, vergeht ihm bald die Lust. Massieren Sie, dann konzentrieren Sie sich ganz auf Ihre Partnerin und ihre Bedürfnisse und fragen Sie sie auch nach ihren Empfindungen. Sie lernen ihren Körper so (liebes-) spielerisch kennen. Nach einer Weile tauschen Sie die Rollen. Konzentrieren Sie sich nun auf Ihre eigenen Empfindungen. Sagen Sie Ihrer Partnerin auch, wo Sie gern massiert werden möchten und genießen Sie dies intensiv. Sie werden so völlig neue Lusterlebnisse spüren.

Die Basics

Eine erotische Massage braucht eine besondere Umgebung. Regeln Sie die Heizung rechtzeitig hoch, so dass der Raum ausreichend erwärmt ist. Eine sinnliche Atmosphäre schaffen Sie, indem Sie im Raum Kerzen aufstellen (schaffen ein weiches, romatischeres Licht als elektrische Beleuchtung). Duftlampen mit ätherischen Ölen oder Räucherstäbchen sorgen für wohlige Empfindungen und ein exotisches Flair. Am besten auch die Türklingel abstellen und beim Telefon den Anrufbeantworter aktivieren.

Eine Erotik-Massage sollte nie ohne duftendes Massageöl durchgeführt werden. Zum einen wird dadurch die Haut des Massierenden und des Massierten schön geschmeidig und zum anderen tut der Duft Körper und Seele gut. Als Massagöl sollte nur schleimhautverträgliches Öl, wie zum Beispiel Jojoba-Öl oder Weizenkeimöl (erhältlich in Apotheken und einigen Drogeriemärkten) Anwendung finden. Als Regel für die Massage gilt, dass ein stärkerer Druck die Entspannung fördert, während eine sanfte Berührung die Sinne erregt. Konzentrieren Sie sich daher bei einer Erotik-Massage vornehmlich auf die Haut, unter der die Nerven liegen, die bei einer erotischen Massage stimuliert werden sollten.

Ein prickelndes Gefühl rufen Sie bei Ihrer Liebsten hervor, wenn Sie in Ihren Händen ein Massageöl verteilen und dann mehrmals vom Brustbein aus um ihre Brüste herum und über die Innenarme bis zu den Fingerspitzen fahren. Zuerst mit einer Hand, dann mit beiden gleichzeitig.

Eine Massage sollte nicht im Bett durchgeführt werden, da die Matratzen als Untergrund zu weich sind. Legen Sie am besten eine zusammengelegte Decke oder Steppdecke auf den Fußboden und darüber ein großes vorgewärmtes Handtuch, damit eventuell herunterlaufendes Öl keine Flecken auf dem Fußboden hinterlässt.

Wichtig ist auch, dass nicht nur derjenige, der die Massage erhält, möglichst bequem liegt, sondern auch der massierende Partner. Er kann sonst leicht Muskelverspannungen bekommen, obendrein mindert es die Qualität der Massage.

Massagen zum »Heißmachen«

Da es sich sehr gut macht, zu Beginn der Massage nur wenig bekleidet zu sein, aber trotzdem ausreichend, um nicht zu frösteln, empfiehlt sich ein Kimono. Ist dieser nicht zur Hand, kommt ersatzweise auch ein dünner Morgenmantel oder ein langes Hemd in Betracht.

Die Fingernägel des Massierenden sollten natürlich kurz, rundgefeilt und sauber sein, sonst wird es eher eine S/M-Kratzmassage.

Eine gute Einstimmung auf eine Massage ist Folgendes: Setzen Sie sich gegenüber, sehen Sie sich in die Augen, legen Sie Ihre Handflächen horizontal aneinander und lassen Sie diese langsam kreisen.

Eine weitere Möglichkeit ist die: Jeder von Ihnen reibt seine Handflächen dreißig bis fünfundvierzig Sekunden kräftig aneinander. Dann halten Sie sich Ihre Handflächen in einem Abstand von etwa sechs bis acht Zentimeter gegenüber. Sie werden anfangs Wärme und ein Kribbeln spüren, danach eine Art Energieaustausch. Spielen Sie ein wenig mit dieser Energie, indem Sie Ihre Hände langsam hin und her bewegen.

Konzentrieren Sie sich bei der Massage ganz auf den Körper Ihrer Liebsten und ihre Empfindungen.

Zu Beginn einer erotischen Massage macht es sich immer gut, wenn die Frau auf dem Bauch liegt und die Finger nur ganz leicht über ihre Haut gleiten, als wolle man nur die Haarspitzen auf der Haut der Partnerin berühren. Nachdem Sie ihren Körper so ein Weilchen gestreichelt haben, können Sie dazu übergehen, ihr an verschiedenen Stellen (Nacken, unterer Rücken, Kniekehlen) mit Ihrem warmen Atem auf die Haut zu hauchen und anschließend mit Ihrer Zungespitze darüber zu lecken. Anschließend kann sich Ihre Partnerin auf den Rücken drehen. Nun widmen Sie sich mit dieser Technik ihren Lippen, den Brustwarzen, dem Bauchnabel (hier mit der Zunge im Uhrzeigersinn kreisen), der Außenseite der kleinen Finger, der Klitoris und der Innenseite der Fußsohlen.

Wiederholen Sie eine bestimmte Berührungsart ungefähr acht- bis zehnmal, bevor Sie zur nächsten übergehen. Diese Wiederholungen wirken beruhigend. Achten Sie darauf, dass Sie von einer Bewegung zur nächsten fließend übergehen und der Hautkontakt nicht abgebrochen wird.

Damit sich der Massierte ganz auf die Gefühle konzentrieren kann, ist es wichtig, sich während der Massage nicht zu unterhalten.

Durch eine Verfeinerung der Massagetechnik können Sie den Körper Ihrer Partnerin noch besser kennenlernen. Massieren Sie zum Beispiel abwechselnd verschiedene kleine Hautpartien und beobachten Sie die Reaktion Ihrer Partnerin. Intensivieren lässt sich dieses Erlebnis noch, indem Sie unterschiedliche Öle verwenden, einen Fellhandschuh, Samt oder Seide.

Bei einer Massage ist es wichtig, dass Ihre Hände mühelos über die Haut gleiten. Verteilen Sie daher zunächst etwas Öl (zum Beispiel Ylang-Ylang-Öl) zwischen Ihren Händen, damit sie geschmeidig über den Körper gleiten (obendrein wird die Haut davon wunderbar weich und glatt). Beginnen Sie Ihre Massage im Nacken, gleiten Sie über den Rücken hinunter zum Po, über die Schenkel und Waden zu den Füßen. Streicheln Sie die Fußknöchel und arbeiten Sie sich dann wieder an den Innenseiten ihrer Beine bis zum Steißbein empor, reiben Sie dies sanft. Massieren Sie mit kreisenden Bewegungen beider Hände den Rücken. Am Nacken angekommen, fahren Sie mit den Zeige- oder Mittelfingern auf der Wirbelsäule entlang bis zum Po. Kneten Sie ihre Pobacken sanft, hören Sie schlagartig damit auf und tänzeln Sie nun mit Ihren Fingerspitzen etwas auf diesen umher, und eilen Sie dann mit Ihren Fingerspitzen ihren Rücken hinauf. Streicheln Sie ein paar Sekunden den Haaransatz im Nacken und kehren Sie mit Ihren Fingerspitzen wieder zum Po zurück. Versetzen Sie ihr einen lauten, aber sachten Klaps erst auf die eine Pobacke, dann auf die andere und einen letzten auf die Mitte ihres Po's. Die Haut wird dadurch besser durchblutet und somit berührungsempfindlicher. Kneten und zwicken Sie ihre Pobacken jetzt noch ein wenig. Drehen Sie Ihre Partnerin nun um und gleiten Sie mit den Händen vom Nacken über Brüste, Bauch und Beine zu den Füßen hinunter. Streicheln Sie ihre Fußsohlen, drücken Sie jeden Zeh leicht und fahren Sie mit einem Finger nacheinander durch die Zehenzwischenräume. Achten Sie dabei besonders darauf, dass der Finger schön ölig ist, damit er gut hindurchgleitet. Streicheln Sie mit Ihren Händen nun wieder in Richtung Oberkörper. Umkreisen Sie mit je einem Finger ihre Brustwarzen. Massieren Sie dann den Nippel der rechten Brustwarze zwischen Daumen und Zeigefinger, anschließend den Nippel der linken. Achten Sie wieder darauf, dass die Finger sehr ölig sind, sonst könnte es bei Ihrer Partnerin zu einer unangenehmen Reibung führen. Fahren Sie nun mit dem Mittelfinger beider Hände, unterhalb der Brüste zwischen beiden beginnend, um diese außen herum, mittig hindurch über den Bauchnabel bis auf den Venushügel.

Berühren Sie Ihre Partnerin so, als würden Sie Samt oder Seide berühren. Im Laufe der Zeit werden Sie beim Berühren ihrer Haut über Ihre Hände ein immer größeres Vergnügen verspüren, das obendrein Ihre eigene Lust anheizt.

Auch Federn eignen sich sehr gut zur Stimulation der verschiedensten Hautpartien. Eine erregende Wirkung erzielen Sie zum Beispiel, wenn Sie mit einer Feder (im Erotik-Versand erhältlich) über die Haut streifen, speziell über die Brustwarzen, Handflächen und Fußsohlen. Eine weiche Feder oder ein Federbüschel können Sie auch an einer bestimmten Stelle auf die Haut Ihrer Partnerin auflegen und dann sanft über diese Hautoberfläche und durch die Feder oder das Federbüschel pusten. Die Feder flattert dadurch über der Haut hin und her und verursacht ein prickelndes, erotisierendes Kitzeln.

Ein ähnlich prickelndes Gefühl verschaffen Sie Ihrer Liebsten, indem Sie eine Stelle auf der Haut mit Ihrer Zunge befeuchten und dann sacht darüber pusten. Besonders gut macht sich das auf den Brustwarzen. Da sich die Haut durch dieses Spielchen abkühlt und zusammenzieht, werden ihre Nippel auch bald schön fest in die Höhe stehen.

Unbedingt beachten: Niemals direkt in die Ohren oder Vagina pusten.

Eine erotische Ganzkörpermassage ist besonders für die Frau wichtig, da sie dieselbe Wirkung hat, wie Küsse und Liebkosungen, die sie für die verstärkte Ausschüttung der Sexualhormone und die Vorbereitung ihres Körpers auf den Geschlechtsverkehr benötigt. Es sollte aber trotzdem nicht gleich nach der Massage sofort zum Sex übergegangen werden. Legen Sie sich als Gebender anschließend lieber noch ein paar Minuten neben Ihre Partnerin und lassen die Atmosphäre, die Sie geschaffen haben, noch etwas nachwirken.

Viele Frauen empfinden vibrierende Bewegungen im Umfeld der Klitoris sehr erregend. Legen Sie dazu zum Beispiel die Fingerkuppen einer Hand links und rechts neben die Klitoris und lassen sie leicht vibrieren. Wenn Sie spüren, dass die Erregung Ihrer Partnerin größer wird, dann können Sie die Finger auch etwas spreizen und den Druck und das Vibrieren verstärken.

Lecken & Schlecken

Die meisten Männer lieben es, eine Frau oral zu befriedigen. Viele machen allerdings den Fehler, sich gleich zielstrebig auf die Klitoris zu stürzen, da sie irgendwo gelesen haben, dies sei das Zentrum der Lustgefühle bei der Frau. Erfahrene Liebhaber beschäftigen sich aber erst einmal eine Weile mit der Umgebung der Klitoris und stimulieren sie auch nur indirekt. Eine sehr gute Einleitung zum Oralsex ist auch, die Frau an Händen und Füßen zu kitzeln. Dies wirkt auf fast alle Frauen sehr erregend.

Manche Männer heben auch während des Cunnilingus den Kopf und starren ihrer Partnerin über den (zu dicken) Bauch, zwischen die (zu kleinen, zu großen oder zu schlaffen) Brüste, an den Nasenlöchern vorbei in ihre Augen. Das sollte besser vermieden werden, da es fast jeder Frau schwer fällt, sich bei einer so direkten Besichtigung vollständig zu entspannen.

Das oberste Gebot des Cunnilingus lautet: Falls es Ihnen nicht wirklich Spaß macht, ihr Kätzchen zu lecken, sollten Sie auf jeden Fall so tun, als ob Sie Spaß daran haben. Erweckt Ihr Lecken bei ihr nämlich den Eindruck, dass Sie ihr nur einen Gefallen tun wollen, ruft dies bei ihr leicht Schuldgefühle hervor und wirkt als Lusthemmer.

Da Oralsex für viele Frauen wesentlich erregender ist als der Geschlechtsverkehr, lohnt es sich für jeden Mann, sich mit der Kunst des Leckens und Schleckens intensiv zu beschäftigen.

Sehr viele Frauen sind der Meinung, dass eine geschickte Zunge zwischen ihren Beinen Gefühle auslösen kann, die mit Fingern oder Penis einfach nicht zu erreichen sind. Einige kommen sogar ausschließlich durch orale Stimulation zum Orgasmus. Das liegt sicherlich daran, dass die Zunge eine zartere Haut hat als der Penis und die Finger und die schnellen, plötzlichen Bewegungen mit der feuchten Zunge einmalige Empfindungen auslösen.

Eine Frau kann sich beim Oralsex am besten entspannen, wenn sie auf dem Rücken liegt und ihre Beine weit öffnet. Es empfiehlt sich auch, unter ihren Po ein oder zwei Kissen zu legen. Sie haben so einen besseren Zugang zu ihrer Genitalregion und es ist weniger anstrengend für Ihre Halswirbelsäule. Sie können auch Ihre Hände unter ihre Hüften legen und ihren Körper leicht anheben.

Beginnen Sie den Cunnilingus mit Küssen und Streicheln ihres Körpers, besonders ihrer erogenen Zonen (hier speziell die Brüste und Brustwarzen). Wandern Sie dann mit Ihrem Mund küssend und leckend über ihren Bauch (küssen Sie diesen im Kreis) bis zur Vulva. Berühren Sie diese jetzt aber noch nicht. Setzen Sie Ihre Stimulation an ihren Füßen fort, indem Sie diese küssen und an den Zehen saugen und zwischen jede einzelne Zehe mit einem angefeuchteten Finger hindurchgleiten. Für viele Frauen ist dieses Spielchen so erotisierend, dass sie allein dadurch schon fast einen Orgasmus bekommen. Ihre Partnerin wird Ihnen zu diesem Zeitpunkt bestimmt zu verstehen geben, dass Sie »ihn« jetzt endlich reinstecken sollen. Sie halten sich aber noch zurück, auch wenn Sie es selbst kaum noch erwarten können. Zeigen Sie ihr lieber noch, wie sehr Sie sich in der Gewalt haben und küssen und lecken Sie ihre Handflächen, saugen Sie an ihren Fingerspitzen und fahren Sie anschließend mit Ihrer Zunge zwischen ihre Finger hindurch. Erst jetzt gehen Sie dazu über, ihre Vulva zu küssen. Setzen Sie diverse Küsse auf ihre äußeren Schamlippen, lecken Sie anschließend auf ihnen von unten nach oben entlang und umkreisen Sie die Öffnung ihrer Vagina mit Ihrer feuchten Zunge. Wenn Sie merken, dass ihr köstliches Nass zu fließen beginnt, stecken Sie Ihre Zunge in ihre Vagina und lassen diese rein und raus gleiten. Nun müsste Ihre Partnerin soweit sein, dass Sie sich ihrer Klitoris zuwenden können. Lecken Sie diese aber nur sehr vorsichtig, da die Klitoris auf Berührung sehr empfindlich reagiert. Einige Frauen mögen direkte Berührungen überhaupt nicht.

Kleine Klitoriskunde

Im Gegensatz zu den Erkenntnissen von Sigmund Freud hat die moderne Sexualwissenschaft festgestellt, dass die einzige Funktion der Klitoris darin besteht, Vergnügen zu bereiten. Ihr Zweck besteht einzig und allein darin, während des sexuellen Kontaktes Reibung und Druck zu spüren und die daraus erwachsenden Nervenimpulse in einer erotisch sehr erregenden Weise umzusetzen. Die Klitoris (auch Kitzler genannt) befindet sich an der Mittelfuge des Schambeins und reicht bis zur oberen Gabelung der kleinen (inneren) Schamlippen. In der Spitze der Klitoris befinden sich ungefähr achttausend Nerven, das sind mehr als doppelt so viel wie in der des Penis. Bei einer sexuellen Stimulation sammelt sich – so wie im Penis – Blut in der Klitoris an. In Abhängigkeit, welche Lust eine Frau auf Sex hat, wie gut sie stimuliert wird und wie viel Selbstvertrauen sie in ihre eigene Sexualität hat, kann die Klitoris bis auf das Doppelte der normalen Größe anschwellen. Im Gegensatz zum Penis besitzt die Klitoris aber keine sich zusammenziehenden Venen, die den Blutrückfluß verhindern. Das hat zur Folge, dass die Klitoris nicht, wie der Penis, über eine gewisse Zeit hinweg hart bleibt, sondern sie ändert ihren Zustand ständig zwischen weich und hart und hart und weich. Dies ist auch der Grund, weshalb eine sexuell erfahrene Frau bei entsprechender Stimulation der Klitoris mitunter über Stunden hinweg erregt sein kann und Mehrfach-Orgasmen möglich sind.

Im normalen Zustand ist die Klitorisspitze meist unter einer Hautfalte versteckt, die der Vorhaut des Penis entspricht. Diese Hautfalte ist eine Verlängerung der inneren Schamlippen und kann zurückgezogen werden, wodurch die Klitorisspitze freigelegt wird.

Der unsichtbare, von der Haut überdeckte Teil, wird Schaft genannt und ist zwischen zweieinhalb und vier Zentimeter lang.

Wissen Sie, dass Ihr Zusammensein höchstwahrscheinlich mit Sex enden wird, dann achten Sie auf eine frische und gründliche Rasur. Dies ist beim Cunnilingus besonders wichtig, da Sie Ihrer Partnerin sonst die empfindliche Haut der Innenseiten ihrer Oberschenkel zerkratzen. Ob Sie ausreichend rasiert sind, stellen Sie am einfachsten fest, indem Sie sich mit der Innenseite eines Unterarms über das Kinn und die Wangen fahren. Piekst und stachelt es, dann empfindet es auch Ihre Prinzessin an ihren Oberschenkeln so. Kommt es einmal zu einem »ungeplanten« Cunnilingus, dann halten Sie einfach Ihre leicht gewölbte Hand vor das Kinn und legen ein Kleidungsstück oder Handtuch über ihre Oberschenkel, um diese vor Ihren stacheligen Borsten zu schützen. Tragen Sie einen Bart oder Schnurrbart, der weich und ausreichend lang ist, dann dürfte er die Scheidengegend und die Oberschenkel Ihrer Partnerin sogar kitzeln. Positiver Nebeneffekt, wenn Sie ein Cunnilingusliebhaber sind: Ihr Schnurr- und/oder Kinnbart wird nach dem »Schleckerbissen« noch für ein paar Stunden den Muschiduft behalten.

Besonders gut als Vorspiel auf einen Cunnilingus ist das Küssen und Streicheln der Innenseiten ihrer Oberschenkel geeignet. Da Ihre Partnerin zu Beginn ihre Beine sicherlich noch recht geschlossen halten wird, spreizen Sie diese sanft mit Ihren Händen und lecken und küssen Sie die Falte zwischen Becken und Schenkelansatz oder setzen Sie auf diese Linie diverse Küsse. Geben Sie immer einen Kuss, halten Sie weiterhin mit Ihren Lippen Kontakt zur Haut und züngeln Sie kurz. Schenken Sie ihr in der Art noch weitere Küsse entlang dieser Linie. Ihre Lippen sollten dabei nicht zu trocken sein. Steigern lassen sich die lustvollen Empfindungen für Ihre Partnerin noch, indem Sie ihr während des Küssens das Perineum streicheln.

Ein Callboy erzählte mir von folgender Cunnilingus-Technik: Nachdem er sie mit Streicheln und Küssen der Innenseiten der Oberschenkel und Lecken an ihren Schamlippen bereits »aufgeheizt« hat, gleitet er mit der Zungenspitze noch mehrmals ganz schnell über die obere Hälfte des Klitorisschaftes. Er züngelt dabei erst von einer Seite des Klitorisschaftes zur anderen und dann auf diesem von oben nach unten und zurück.

Eine gute Methode der alten Meister der chinesischen Liebeskunst, die Scheidensekretion anzuregen, ist folgende: Küssen Sie zunächst ihren Venushügel, dann teilen Sie mit Ihrer Zunge ihre Schamlippen und kreisen mit ihr an den Innenwänden. Anschließend lassen Sie Ihre Zunge rhythmisch hinein- und hinausgleiten. Wenn Sie merken, dass das köstliche Nass zu fließen beginnt, widmen Sie sich mit Ihrer Zunge ihrer Klitoris.

Achten Sie während des Cunnilingus – wie auch während des gesamten Liebesspiels – immer auf die Reaktionen Ihrer Partnerin. An diesem Feedback erkennen Sie, ob ihr das, was Sie gerade tun, gefällt oder nicht.

Die K-Punkte

Die nach ihrem Entdecker, Herrn Kivin, benannten K-Punkte liegen neben der Klitoris, etwa einen Zentimeter unter der Spitze. Nach den sensationellen Erkenntnissen von Herrn Kivin soll es möglich sein, durch Stimulierung dieser äußerst empfindsamen Punkte innerhalb von drei bis acht Minuten zu einem intensiven Orgasmus zu kommen. Als Kontrollmöglichkeit dient dabei der sogenannte C-Punkt, welcher genau zwischen Vagina und Anus liegt. Ziehen sich die Muskeln dort rhythmisch zusammen, sind Sie richtig. Für die Kivin-Methode sollte sich Ihre Partnerin flach auf den Rücken legen, Sie nähern sich am besten von der Seite. Lecken Sie von K-Punkt zu K-Punkt, anfangs langsam, später schneller werden. Spüren Sie beim leichten Drücken auf den C-Punkt ein rhythmisches Zucken, machen Sie alles richtig.

Finger-Spiel

Bevor Sie bei Ihrer Partnerin mit dem Finger-Spiel beginnen, sollten Sie sich mit ihrem Tor zur Lust vertraut machen. Dafür ist natürlich ausreichend Licht notwendig, romantisches Kerzenlicht ist hier unangebracht.

Selbst, wenn Ihre Liebste durch Ihre sanften und lang andauernden Berührungen in ihrer Liebesspalte schon sehr feucht geworden ist, empfiehlt es sich, ein Gleitmittel zu verwenden, da der Bereich um die Klitoris herum selbst nur sehr wenig Körperflüssigkeit produziert. Streicheln Sie diesen Bereich länger, könnte dieser wund werden.

Der G-Punkt

Der G-Punkt (auch Gräfenberg-Zone genannt) wurde vom deutschen Frauenarzt Dr. Gräfenberg in den vierziger Jahren entdeckt, jedoch erst in den siebziger Jahren richtig populär. Er hat etwa die Größe einer Fingerspitze und befindet sich auf der vorderen Seite der Vagina, circa fünf Zentimeter vom Eingang entfernt. Die meisten Frauen müssen aber bereits erregt sein, bevor der G-Punkt so starkt anschwillt, dass er ertastbar ist. Sie finden ihn am einfachsten, wenn Sie in die ausreichend feuchte Vagina den Zeige- oder Mittelfinger einführen und mit diesem dann eine »Komm-her«-Geste machen. Wenn Sie den Finger zu sich krümmen, spüren Sie an der Bauchdecke einen Bereich, an der das Gewebe eine unregelmäßige

Struktur mit winzigen Fältchen hat. Stimulieren Sie diesen Bereich durch Antippen, Streicheln, kreisende Bewegungen und sanftes Drücken. Achten Sie aber unbedingt auf die Reaktion Ihrer Partnerin, denn die Berührung des G-Punktes kann auch weh tun.

Bei vielen Frauen kann durch die Stimulation des G-Punktes ein besonders befriedigender Orgasmus ausgelöst werden. Frauen beschreiben diesen Orgasmus als einen, der völlig anders ist als der durch eine Stimulation der Klitoris. Manche Frauen scheiden sogar eine kleine Menge einer klaren Flüssigkeit aus, die man durchaus als weibliche Ejakulation bezeichnen kann, da es sich nicht um das übliche Vaginalsekret handelt und auch nicht um Urin. Sie besteht vielmehr aus einer ähnlichen Zusammensetzung wie das männliche Samensekret der Prostata (allerdings ohne Samen).

Den G-Punkt finden

Obwohl der G-Punkt nur zu finden ist, wenn er stimuliert wird, und dann auch nicht einfach zu finden ist, gehen Wissenschaftler aufgrund von Untersuchungen davon aus, dass fast jede Frau einen haben muß.

Die günstigsten Stellungen für die Stimulation des G-Punktes sind die A tergo-, Löffelchen- und Reiterstellung. Der erigierte Penis stimuliert in diesen Positionen die vordere Wand der Vagina. Durch Kreisen und Bewegen ihrer Hüften ist es der Frau möglich, den Penis an den lustvollsten Punkt zu lenken.

Die Geschichte mit dem »O«

In der Erregungsphase richten sich bei der Frau die Brustwarzen auf und werden steif, die Brüste schwellen an und die Venen zeichnen sich auf den Brüsten deutlich sichtbar ab. Aufgrund der erhöhten Durchblutung kann es an verschiedenen Stellen zu einer leichten Rötung der Haut kommen; meist auf der Brust, am Hals und Oberbauch. Auch die Schamlippen schwellen an und die Klitoris erigiert, ähnlich dem Penis. Erfolgt eine weitergehende sexuelle Stimulierung der Frau, dann zieht sich die Klitoris hinter die Vorhaut zurück. Wird die Stimulation unterbrochen, kommt sie wieder zum Vorschein. Dieses Spielchen kann sich eine Weile so fortsetzen, bis zum Orgasmus. Nach dem Höhepunkt dauert es meist nur zehn bis zwanzig Sekunden, bis die Klitoris wieder ihren normalen Zustand erreicht hat.

Parallel zum Versteckspiel von »Miss Klitti« entspannt und vergrößert sich die Vagina und wird innen sehr feucht. Mit nahen des Orgasmus werden Atmung und Pulsschlag beschleunigt, Muskelzuckungen können auftreten. Mit Erreichen des Orgasmus werden die Muskelkontraktionen meist noch stärker, manche Frauen stoßen auch Lustschreie aus, keuchen, stöhnen oder beißen sich auf die Lippen. Andere wiederum sind fast still, empfinden deshalb aber nicht weniger stark. Sind diese intensiven Empfindungen abgeklungen, kann eine Frau schon bald wieder zum nächsten Orgasmus bereit sein.

Sexuelle Empfindungen verstärken sich, wenn während

der Sexhandlung ohne Angst und falsche Scham Lustseufzer, Atemgeräusche oder andere lustvolle Töne von sich gegeben werden.

Stoßtechniken

Wenn ein Mann bestimmte Stoßtechniken beherrscht, kann er ohne weiteres einen ausgedehnten Geschlechtsverkehr vollziehen. Er bereitet damit nicht nur seiner Partnerin viel mehr Genuss, sondern auch sich selbst. Zur Lustbereicherung und Steigerung des Genusses von Mann und Frau sollte eine Abwechslung in Geschwindigkeit, Intensität und Tiefe der Stöße erfolgen. Von unterschiedlicher Wirkung sind flache, tiefe, schnelle, langsame, gerade und schräge Stöße. Außerdem kann die Abwechslung dem Mann dazu dienen, seine Ejakulation zu beherrschen.

Männer sollten sich unbedingt ihren »Urinstinkt« abtrainieren, schnell und tief zu stoßen. Dreißig schnelle Stöße werden bei den meisten Frauen eine geringere Wirkung ausüben als zehn Minuten, in denen Sie die Geschwindigkeit und Eindringtiefe langsam steigern. Merken Sie, dass Sie zu hitzig werden, ziehen Sie sich einfach kurz zurück oder halten Sie inne. Eine weitere bewährte Methode ist die, Ihren Jadestengel in ihrer Lustgrotte zu lassen und nur Ihre Hüften zu bewegen. Sie stimulieren so ihre Klitoris-Zone während Ihre eigene Erregung nur langsam weiter steigt.

Bei den Meistern der altchinesischen Liebeskunst war neunmal flach und einmal tief die bevorzugte Stoßsequenz. Frauen aller Altersstufen empfinden sie als höchst angenehm. Bei dieser Variante stößt der Mann neunmal tief und einmal flach. Dann achtmal flach und zweimal tief. Die Atmung sollte dabei mit jedem Stoß übereinstimmen. Dieses Spielchen wird solange fortgeführt, bis er bei neun tiefen Stößen und einem flachen Stoß angekommen ist und sie (angeblich) einen Orgasmus hat.

Die meisten Männer wollen ihren »Liebesstengel« recht tief in die Lustgrotte der Frau stecken. Der empfindlichste Teil der Vagina befindet sich aber meist am Eingang in etwa drei bis fünf Zentimeter Tiefe. Wenn die Vagina erregt ist, herrscht hier obendrein die größte Enge, so dass der Rand um die Eichel diesen sensiblen Teil der Vagina stimuliert. Männern, die unbedingt gleich am Anfang tief eindringen wollen, empfehlen die Meister der Liebeskunst folgende Technik: Der Mann dringt gleich am Anfang tief ein. Dann soll er sich jedoch wieder fast vollständig zurückziehen und eine kleine Pause machen, bevor er mit dem Stoßen beginnt.

Aber auch tiefe Stöße haben ihren Reiz. Beim tiefen Stoßen hilft das Schambein des Mannes der Frau, zum Orgasmus zu kommen. Obendrein reagiert der tiefere Teil der Vagina sensibel auf Druck. Die meisten Frauen mögen es daher, wenn sich kurz vor dem Orgasmus ein Penis oder penisähnlicher Gegenstand im hinterenTeil ihrer Vagina befindet, um den sich diese dann zusammenziehen kann. Denken Sie aber daran, dass schnelles, tiefes und gleichmäßiges Stoßen im Allgemeinen Ihren Orgasmus beschleunigt, da es den gesamten Penis intensiv stimuliert. Bei der Frau führt monotones Stoßen leicht zur Herabsetzung der Empfindungsfähigkeit.

Erfahrene Liebhaber setzen ihren Penis beim Geschlechtsverkehr auch nicht nur zum Stoßen ein, sondern bewegen diesen auch seitlich in der Vagina. Bewegen Sie daher Ihre Hüften und Ihr Gesäß kreativ (»zielen« Sie mit Ihrer Waffe der Liebe auf die Seitenwände der Vagina).

Stellungen

Da in einer länger dauernden Beziehung der Sex schnell zur Routine herabsinken kann, sollten Mann und Frau beide gemeinsam neue Positionen entdecken. Dies ist ebenso erforderlich, wenn der Mann durch die Techniken der Ejakulationsverzögerung den Liebesakt immer länger durchhält.

Angeblich soll es mehere tausend Sexstellungen geben. Da sehr viele allerdings nur mit akrobatischem Können und viel Training praktiziert werden können oder sogar nur in der Phantasie des Entdeckers möglich sind, wird in diesem Buch auf derartige Sexpositionen nicht weiter eingegangen. Interessenten können in der einschlägigen Spezialliteratur nachlesen.

Eine beste Stellung kann auch in diesem Buch nicht empfohlen werden, da es schlicht und einfach keine zwei Paare gibt, die sich in Körperbau, Größe, Gewicht und Anordnung sowie Länge, Größe und Tiefe der Geschlechtsorgane gleichen. Jedes Paar sollte daher mit Phantasie und Geduld selbst ausprobieren, welche Positionen für beide zum besonderen Lustgewinn führen. Die Würze des Liebens liegt in der Vielfalt der Stellungen und der Lust am Experimentieren. Abwechslung beim Liebesspiel bringt natürlich auch ein neuer Ort und/oder eine andere Tageszeit.

Die Missionarsstellung

Hier liegt der Mann auf der Frau. Sie öffnet ihre Beine weit oder schlingt sie um seinen Körper. Diese Stellung ermöglicht gefühlsintensiven Hautkontakt. Kurz vor dem Orgasmus wechseln viele Männer gern in die Missionarsstellung, da sie kräftiges Stoßen zulässt. Für einige Frauen ist dieses Gefühl des »Genommenwerdens« sehr erregend.

Die meisten Frauen halten die Missionarsstellung für die romantischte Stellung, da sie intensiven Hautkontakt und Küssen ermöglicht und sie das Gesicht ihres Partners sehen können. Die Frau muß in dieser Position auch nicht, wie von den meisten Menschen behauptet, passiv sein. Sie kann die Eindringungstiefe und den Winkel beeinflussen, indem sie ihre Oberschenkel näher zur Brust heranzieht bzw. hoch und runter bewegt oder auch ihr Becken nach links und rechts bewegen und damit die Stimulation der Scheidenwände durch den Penis intensivieren.

Eine stärkere Reizung der Klitoris ist möglich, indem Sie bei der Rückbewegung den Penis immer »nach oben« ziehen.

In einer fernöstlichen Methode der Missionarsstellung kniet der Mann auf dem Bett und hebt das Gesäß der Frau etwas an, während sie ihre Beine um seine Hüften schlingt und hinter seinem Rücken kreuzt. Dem Mann ist es so möglich, ihre Scheidenöffnung besser zu stimulieren.

Die Reiterstellung

Glaubt man den Callgirls, dann will die Mehrzahl der Männer, dass die Frau auf ihnen sitzt und den aktiven Part übernimmt. Wenn sie einem Callgirl dafür eine

Menge Geld bezahlen, dann sicherlich deshalb, weil sie zu Hause eine solche »Nummer« nicht geboten bekommen. Als Mann sollte man daher mit seiner Partnerin darüber sprechen und nicht nur warten, wann sie es endlich von sich aus macht. Die meisten Frauen denken nämlich, dass ihre körperlichen »Mängel« (zu schlaffe Brüste, das »Hüftgold«, die »Besenreißer« auf den Oberschenkeln) in dieser Position zu sehr »analysiert« werden und vermeiden eine derartige »Zur-Schau-Stellung« ihres Körpers. Erfahrene Liebhaber sagen ihrer Partnerin deshalb während des Liebesspiels, dass sie ihren Körper sexy finden und küssen und streicheln ihn »zum Beweis«. Bringen Sie Ihre Partnerin einfach dazu, diese Stellung selbst ausprobieren zu wollen, indem Sie ihr von den Vorteilen der Reiterposition erzählen: In der Frau-oben-Stellung kann die Frau die aktivere Rolle übernehmen und so durch ihre Beckenbewegungen auch Eindringwinkel und -tiefe sowie das Tempo bestimmen. Bei den meisten Männern wird dadurch auch die Ejakulation hinausgezögert, was beiden mehr Vergnügen bringt. Ein weiterer Vorteil besteht darin, dass Sie ihre Brüste und andere Körperregionen stimulieren können.

Viele Frauen kommen nur in dieser Position zum Orgasmus. Bekannt ist auch, dass Frauen, die zuvor noch nie einen Orgasmus erlebt haben, in dieser Stellung erstmals einen bekamen.

Frauen, die ihre Klitoris nicht gern vor den Augen ihres Partners stimulieren, finden es vielleicht besser, wenn sie sich mit dem Po zu seinem Gesicht auf ihn setzen. Für den Mann bringt das einen zusätzlichen visuellen Reiz, da er in dieser Position sehr gut beobachten kann, wie sein Penis in ihre Vagina hinein- und hinausgleitet (speziell, wenn sie sich nach vorn beugt). Und bekanntlich kann ja auch ein schöner Rücken (und Po) entzücken.

Neue Variationen sind möglich, wenn Ihre Partnerin sich nur ihren Slip auszieht und sich noch bekleidet oder leicht bekleidet (zum Beispiel im Kleid, in Dessous mit Strapsen) auf Sie setzt und Sie sie erst dann langsam entblößen.

Schwierigkeiten in der Frau-oben-Position können sich ergeben, wenn die Frau zu korpulent ist. In diesem Fall sollte der Partner sie mit den Händen unterhalb der Taille oder am Schenkelansatz fassen und ihre Auf- und Abbewegung unterstützen.

A tergo

Die Frau begibt sich auf alle Viere, ihr Partner kniet hinter ihr und dringt von hinten in sie ein. Mit seinen Händen kann er ihre Brüste, ihren Körper und ihre Klitoris streicheln. Eine bei den Männern sehr beliebte Stellung, die bei den Frauen allerdings am wenigsten Anklang findet. Die meisten Frauen glauben, dass in dieser Stellung ihre Brüste und/oder Bäuche zu sehr hängen und sie dadurch unattraktiv wirken und/oder sie denken: »Wir machen es wie die Tiere«.

Einige Frauen erleben in dieser Stellung aber auch besonders starke Orgasmen. Dies liegt wahrscheinlich daran, dass in der »Hündchenstellung« der G-Punkt besonders intensiv stimuliert wird.

Die Löffelchenstellung

Das ist die wohl bekannteste Stellung vom Sex in der Seitenlage. Der Mann liegt mit gebeugten Knien eng hinter der Frau auf der Seite und dringt in sie ein. Bei dieser

Stellung ist viel Körperberührung, Streicheln der Brüste und der Klitoris möglich.

Die Löffelchenstellung ist eine ideale Stellung, wenn die Frau schwanger oder der Mann sehr kräftig gebaut ist.

Sex im Stehen

Sex im Stehen ist fast überall möglich und eignet sich speziell für »die Nummer für Zwischendurch«, den Quickie. Mit Romatik hat diese Stellung wenig zu tun. Der »Ich-will-dich-jetzt«-Akt kann aber trotzdem für beide Partner einen »Kick« bedeuten. Derartige ungeplante Augenblicke zügelloser Begierde und Leidenschaft können in einer jungen wie auch schon länger dauernden Partnerschaft völlig neue Lustgefühle auslösen. Oft wird Sex im Stehen auch mit dem Risiko, entdeckt zu werden, praktiziert oder mit dem Wunsch, an ungewöhnlichen Orten Sex zu haben. Dies ist für einige Paare ebenfalls sehr erregend.

Am geeignetsten scheint eine Kombination aus Sex im Stehen und A tergo zu sein. Dabei beugt sich die Frau weit nach vorn und der Mann dringt von hinten in sie ein.

Stellung »69«

Kurz: Lecken und lecken lassen. Die Partner liegen so zueinander, dass er bei ihr den Cunnilingus ausübt und sie bei ihm die Fellatio.

Einige Paare mögen diese Stellung sehr, für andere hingegen ist sie nicht besonders reizvoll, da sich keiner der beiden Partner auf seine eigenen Empfindungen konzentrieren kann.

Höhere Orgasmen

Indem der Mann während des Liebesaktes seine Ejakulation zurückhält, kann er mehrere Orgasmen erleben und seiner Partnerin ebenfalls zu Mehrfachorgasmen verhelfen. Gehen Sie bei dieser Technik wie folgt vor: Wenn Sie spüren, dass Sie kurz vor der Ejakulation sind, hören Sie mit dem Stoßen auf und spannen die PC-Muskeln an (das sind die, die Sie auch benötigen, um beim »Pieseln« den Strahl anzuhalten; PC steht übrigens für Pubococcygeus). Wenn Ihre Erregung etwas abgeklungen ist, können Sie das Stoßen wieder aufnehmen. Voraussetzung für diese Technik der Ejakulationssteuerung sind natürlich trainierte PC-Muskeln. Eine einfache Methode dieses Trainings ist folgende: Spannen Sie Ihre PC-Muskeln für zwei bis drei Sekunden an und entspannen Sie sie dann wieder. Wiederholen Sie diesen Vorgang neunmal hintereinander. Absolvieren Sie dieses Training am besten je einmal morgens, am Nachmittag und abends. Sie können im Sitzen oder auch im Stehen trainieren.

Mit gut trainierten PC-Muskeln können Sie einen nahenden Orgasmus regelrecht wegdrücken und bekommen obendrein eine stärkere Erektion.

Mit einer starken Beckenbodenmuskulatur ist es auch möglich, den Penis in der Vagina nur durch das Zusammenziehen und Entspannen dieser Muskeln leicht zu bewegen, was die Lustgefühle bei Ihrer Partnerin verstärkt.

Wenn eine Frau Mehrfachorgasmen erleben möchte, muss sie sich ganz auf ihre Gefühle konzentrieren. Es ist so gut wie unwahrscheinlich, dass sie multiple Orgasmen bekommt, wenn sie gestresst ist, sich nicht sexy fühlt oder in anderer Richtung emotionell »aufgewühlt« ist.

Frauen, die schon Mehrfachorgasmen erlebt haben, berichteten, dass sie diese meist nur erlebten, wenn sie ihr Partner zuerst mit Cunnilingus zum Orgasmus brachte. Er drang dann noch nicht gleich in sie ein, sondern stimulierte sie manuell oder oral weiter, bis sie noch einen zweiten Höhepunkt bekamen.

Da es aber selbst den erfahrensten Liebhabern nicht immer gelingt, eine Frau zum richtigen Zeitpunkt an der richtigen Stelle zu stimulieren, ist es unbedingt erforderlich, dass die Frau sich auch selbst stimuliert. Nur so gelangt sie von einem Höhepunkt zum nächsten.

Sicherlich streben so gut wie alle Paare einen gemeinsamen Orgasmus an. Oft wird dieses Ziel aber nicht erreicht, was meist bei beiden Partnern Ärger verursacht. Es ist sonnenklar, dass derartiger Sex mehr Frust als Lust bedeutet und bald keinen Spaß mehr macht, da der Mann beim Sex nur noch daran denkt, seinen Orgasmus hinauszuzögern und die Frau damit beschäftigt ist, sich »zu beeilen«. Dies bei jedem Geschlechtsverkehr zu erreichen, ist aber genauso schwierig, wie bei einem ausgedehnten Essen den jeweils letzten Bissen genau zum selben Zeitpunkt in den Mund zu stecken, zu zerkauen und herunterzuschlucken.

Die Lösung für einen gemeinsamen Orgasmus liegt für die meisten Paare in einem ausgedehnten Vorspiel (außer bei einem Quickie). Ist die Frau durch Streicheln, Küssen und orale Stimulation bis nahe an den Höhepunkt erregt, reicht oft das anschließende Stoßen des Penis aus, um bei ihr einen Orgasmus auszulösen. Die wirkungsvollste Stellung muß natürlich auch hier wieder durch Ausprobieren gefunden werden.

Frauen können nach dem ersten Orgasmus auch noch einen zweiten, dritten, vierten, fünften oder sogar sechsten Orgasmus bekommen. Viele Frauen behaupten, dass sie den zweiten oder dritten Orgasmus intensiver empfinden als den ersten. Da ihre Klitoris nach dem ersten Höhepunkt aber höchst sensibel ist, wird eine direkte Reizung meist als unangenehm empfunden oder kann sogar schmerzhaft sein. Es empfiehlt sich daher, ihre Klitoris jetzt nur indirekt zu stimulieren, zum Beispiel durch Streicheln ihrer Vulva-Region sowie anderer Körperteile und durch Geschlechtsverkehr. Dies macht sich besonders gut, wenn der Mann noch nicht gelernt hat, seine Ejakulation zu steuern, da die Frau einen zweiten Orgasmus meist schneller erreicht als den ersten.

Zu beachten ist auch, dass Frauen in Abhängigkeit ihrer »Regel« unterschiedlich stark zum Sex aufgelegt sind. Am leichtesten erregbar sind die meisten Frauen kurz vor oder nach ihrer Periode, einige aber auch während ihrer Periode.

Das Nachspiel

Viele Männer denken, wenn der Geschlechtsverkehr vorrüber ist, ist auch der Liebesakt vorbei. Eine Frau benötigt aber auch nach dem Verkehr noch Körperkontakt, Streicheleinheiten und liebevolle Worte, um sich nicht ausgenutzt zu fühlen, sondern geliebt, sicher und geborgen. Das liegt darin begründet, dass bei einer Frau die sexuelle Erregung nach dem Orgasmus (oder den Orgasmen) nicht so rasch abklingt, wie beim Mann. Sie bleibt daher für Zärtlichkeiten noch wesentlich länger empfänglich. Beachet werden sollte allerdings, dass die Genitalien sowie Brust und Brustwarzen jetzt besonders empfindlich sind. Meiden Sie diese äußerst sensiblen Bereiche und wenden Sie sich anderen erogenen Körperpartien zu – Hals, Nacken, Rücken, Arme.

Komplimente nach Ihrem sexuellen Erlebnis gehören ebenfalls zum Nachspiel und sind zugleich auch Vorspiel für das nächste Mal. Ihre Partnerin wird dies ermutigen und motivieren (speziell, wenn sie sich aufgrund ihres Alters nicht mehr so attraktiv findet).

Vorgetäuschte Orgasmen

Generell gilt, dass Frauen keine Orgasmen vortäuschen *wollen.* Warum tun sie es aber trotzdem? Befragungen haben folgende Gründe ergeben: Die meisten lieben ihren Partner und werden durch ihn auch sehr erregt, erreichen aber keinen Orgasmus. Um bei ihrem Partner nicht den Eindruck zu erwecken, er sei kein guter Liebhaber oder als frigide abgestempelt zu werden, heucheln sie lieber einen Orgasmus. Viele Männer wollen ihre Partnerin auch unbedingt zum Höhepunkt bringen, um sich als guten Liebhaber zu beweisen. Diese Frauen möchten ihren Partner nicht enttäuschen oder gar verärgern und tun einfach so »als ob«. Es gibt natürlich auch zahlreiche Frauen, die das berühmte »O« vortäuschen, um seine »Rammel-Nummern« möglichst schnell zu beenden.

Bekommen diese Frauen allerdings im weiteren Verlauf der Partnerschaft nie einen Orgasmus, dann ist es natürlich äußerst heikel, ihrem Partner zu gestehen, dass sie ihm in der ganzen Zeit nur etwas vorgespielt haben.

Weitestgehend untrügliche Anzeichen für einen wirklichen Orgasmus bei der Frau sind folgende: Ihre Nasenflügel weiten sich und ihr Atem wird keuchend. Sie umschlingt ihren Partner mit Armen und Beinen, ihre Ohren und ihr Gesicht röten sich, manchmal bilden sich auch rötliche Flecke auf Brust und Hals. Sie schwitzt, ihre Hände sind heiß und ihr Sprechen wird unverständlich. In ihrer Jadepforte strömt das Nass und das Pulsieren wird wahrnehmbar. Ist sie vollkommen befriedigt, liegt sie ausgestreckt da, ihre Glieder sind schlaff und ihre Augen geschlossen, wie im Schlaf.

Goldene Sex-Regeln

Spricht man mit Männern, so ist zu hören, dass ihre größte Unzufriedenheit darin besteht, dass die Frauen zu wenig Sex wollen. Die Ursache dazu ist allerdings sehr oft bei den Männern zu finden. Zahllose Frauen bekommen nur die berühmt-berüchtigte »Rauf-rein-runter-Nummer« geboten, bei der der Mann seinen Orgasmus hat, für die Frau aber quasi »auf halber Strecke« Schluss ist. Wenn er sich dann noch zufrieden auf die Seite dreht und einschläft, ist eine Frau »satt« bis oben hin und möchte ihn am liebsten aus dem Bett schubsen. So beobachten viele Frauen bei ihrem Partner Nacht für Nacht die Höhepunkte und bleiben dann unbefriedigt sich selbst überlassen. Derartige Erlebnisse erwecken bei so mancher Frau den Eindruck, Sex sei gar nicht so großartig, wie es immer behauptet wird. Obendrein erzeugen sie sexuelle Spannungen und Disharmonie in der Partnerschaft. Eine goldene Regel für den Sex lautet daher: **Gestalten Sie den Sex für Ihre Partnerin erfreulicher**.

Lecken Sie ihr Kätzchen lautet eine weitere Sex-Regel. Wie bereits im vorrangegangenen Text des öfteren erwähnt, mögen es wirklich *alle* Frauen, wenn man an ihrem Kätzchen (oder ihrer Muschi, oder ihrem heiligen Gral, oder ihrer Yoni) leckt und schleckt. Viele erreichen sogar ausschließlich beim Cunnilingus einen Orgasmus bzw. sogar mehrere. Wenn ein Cunnilingus Ihnen nicht schon »von Natur aus« großen Spaß macht, dann sollten Sie aber zumindest so tun, als ob Sie Spaß daran haben. Ihre Liebste darf nämlich auf gar keinen Fall den Eindruck bekommen, dass Sie es nur ihr zum Gefallen machen. Dies würde bei ihr Schuldgefühle hervorrufen und diese wiederum hemmen ihre Lust. Das war's dann!

Wenn Sie denken, dass Ihre Cunnilingustechnik noch nicht sehr gut ist, dann beginnen Sie einfach damit, ihr mit Ihrer Zunge die Buchstaben des Alphabets sorgfältig auf die »Himmelspforten« zu schreiben. Wenn Sie es gut machen, werden Sie nie bei »Z« ankommen, weil sie Ihnen vorher sagen wird: Jetzt steck ihn endlich rein …

Befriedigen Sie ihre sexuellen Bedürfnisse. Da Männer unbewusst das Meiste aus dem Sex herausholen, verstehen sie oft nicht, das Frauen damit Schwierigkeiten haben. Rein biologisch gesehen, kann eine Frau sogar mehrmals hintereinander zum Höhepunkt gelangen, während der Mann erschöpft im Bett liegt. Dieses sexuelle Potenzial wird sich aber nur entfalten, wenn ein verständnisvoller Partner unter den richtigen Bedingungen die Bedürfnisse einer Frau befriedigt.

In der alten chinesischen Liebesliteratur ist immer wieder zu lesen, dass unsere Geschlechtsorgane, um stark und gesund zu bleiben, regelmäßig in Anspruch genommen werden müssen (wie übrigens alle anderen Organe auch). **Mindestens einmal pro Woche Sex** sollten Sie daher schon haben. Keine Partnerin? Genießen Sie den Sex ohne Schuldgefühle einfach »mit sich selbst«.

Denken Sie an ihre Geburtstage und Ihren Hochzeitstag oder andere Jahrestage. Es kommt dabei nicht darauf an, dass Sie ihr jedes Mal ein großes Geschenk machen, sondern auf die Tatsache, dass Sie daran denken. Frauen zeigt das, dass sie geschätzt und begehrt werden. Obendrein möchten Frauen verwöhnt werden. Für sie gehört dies zur Romantik. Ihre Partnerin wird Sie dafür lieben.

Frisch Verliebte berühren sich täglich dutzende Mal. Im Laufe der Beziehung lässt der Wunsch nach Berührung und Streicheln bekannterweise stark nach und die Außenwelt bekommt wieder einen höheren Stellenwert. Da zärtliche Berührungen und Streicheleinheiten ein Gefühl der Geborgenheit vermitteln, wünschen sich Frauen derartige Zärtlichkeiten auch später noch sehnlichst. **Sie möchten einfach in den Arm genommen werden, ohne irgendwelche Hintergedanken** (an Sex).

Am Anfang einer Beziehung, wenn man sich erst wenige Wochen oder Monate kennt, bestimmt noch die Neugierde, das Neue den Ablauf in Sachen Sex. Ab einem bestimmten Zeitpunkt ist aber bekannt, wie das Beisammensein ablaufen wird. Das Liebesspiel ist in die Routine verfallen. Jeder Partner weiß dann schon: Jetzt wird er oder sie gleich das machen … und nun das …

Aus der Wirtschaft ist bekannt, dass nur die Unternehmen über Jahre bestehen, die von Zeit zu Zeit für Abwechslung sorgen. Sie bringen neue Produkte auf den Markt, verändern Designs, eine neue Mode wird kreiert, usw. In einer Partnerschaft ist es nicht viel anders. Auch sie lebt von neuen Angeboten (aber nicht nur in Sachen Sex!).

Es bedarf daher der Kunst, das Beisammensein spannend, aufregend, mitreißend und manchmal auch schauspielerisch zu gestalten und dabei immer neue Facetten des Ablaufs zu finden. Spielen Sie dieses Spiel mit ganzem Einsatz und Sie werden auch Ihre Partnerin animieren, ihr Bestes zu geben. Sie wird sich automatisch ebenfalls anstrengen. Dies schafft eine prickelnde Erwartungshaltung bei beiden. Ihre Partnerin wird sich fragen, welche Überraschung sie diesmal erwartet und Sie werden voller Spannung auf Ihre neuen Lustgefühle warten.

Ein Meister der Liebeskunst führt auch öfters sexuelle Situationen herbei, die weder für ihn noch für seine Partnerin mit einem Orgasmus enden.

Dies hilft vor allem Frauen, die etwas länger bis zum Höhepunkt benötigen, sich beim Liebesspiel völlig zu entspannen. Ihnen wird damit der Erwartungsdruck genommen, beim sexuellen Beisammensein muss es immer zum Orgasmus kommen und das auch noch möglichst in einer bestimmten Zeitspanne (nämlich, wenn ihr Partner auch soweit ist).

Wünschen Sie sich guten Sex, dann fordern Sie ihn keineswegs von Ihrer Partnerin nach dem Motto: »Heute ist doch wieder Freitag« oder als Ihr »gutes Recht«. Forderungen wirken immer bedrohlich, rufen Ärger hervor und lassen die Erregung einer Frau auf den Nullpunkt absinken. Die Basis für ekstatischen Sex ist damit von vorherein entzogen. Es kann höchstens noch eine »Nummer« werden. Deuten Sie lieber sanft an, wie sehr Ihnen etwas Bestimmtes gefallen würde und fragen Sie Ihre Partnerin auch nach ihren Wünschen. Oft ist so auch ein »Quickie« für beide ein lustvolles Erlebnis.

Der Schlüssel zu gutem Sex ist Kommunikation. Jeder wünscht sich guten Sex, aber nur wenige reden darüber auch mit ihrer Partnerin. Gemeint sind natürlich keine ausschweifenden Gespräche. Es genügt schon, wenn Sie sich darüber unterhalten, was Sie gegenseitig anmacht und was Sie nicht so gern haben. Derartige Gespräche fördern das Vertrauen und stärken das Selbstbewusstsein.

Auch während des Liebesspiels sollte vollständiges Schweigen vermieden werden. Ohne ein lobendes Wort mit sanfter Stimme als »Feedback« kann das Schweigen schnell als Unzufriedenheit oder Desinteresse ausgelegt werden. Harte Worte und Kritik sind aber auf jeden Fall zu vermeiden.

Auch Sex sollte lustig sein. Die meisten Männer sind beim Sex so leistungsorientiert und in Eile (Ziel ist der gemeinsame oder zumindest der eigene Orgasmus), dass das Vergnügen, Sinnlichkeit, Spielerein und Humor meist auf der Strecke bleiben. Frauen wünschen sich aber ein langsames und sinnliches Vorgehen (Ausnahme ist natürlich der »Quickie«), Körperkontakt und offene Gespräche, in denen auch über gegenseitige Gefühle gesprochen wird. Nach einer »schnellen Nummer« kommen sie sich missbraucht vor. Sie mögen es auch nicht, wenn der Mann sie quasi zum Orgasmus drängt, nur um sein eigenes Ego zu befriedigen, ein »Super-Lover« zu sein, der seine Frau wieder zum Höhepunkt gebracht hat. Frauen stehen auf lockeren, weniger ernsten Sex, der Spaß macht und nicht nach irgendwelchen festen Regeln abläuft (Vorspiel nach »Schema F«, um dann endlich das zu tun, was man(n) eigentlich will).

Seine eigene Unsicherheit oder kleinen Ängste ins Witzige zu ziehen, kann auch helfen, den Druck abzubauen und die Lust zu steigern.

Humor eignet sich auch gut, wenn Sie etwas Neues in Ihr Sexleben einführen möchten (zum Beispiel Handschellen, Latexwäsche oder eine Lederpeitsche für Ihren Po). Mit etwas Witz können Sie die Gedanken Ihrer Partnerin, dass Sie wohl nicht mehr richtig »ticken« rasch zerstreuen.

Ein »Goliat« in zwei Minuten

Die beste Methode, innerhalb sehr kurzer Zeit aus einem »lustlosen Liebes-Krieger« einen »Goliat« zu machen, ist folgende: Ziehen Sie die Vorhaut des Penis zurück und bilden Sie aus Daumen und Zeigefinger einen Ring um die Glansfurche (das ist der Teil, wo die Eichel in den Schaft übergeht), drücken Sie diesen sanft zusammen und streicheln Sie mit einem Finger oder zwei Fingern Ihrer anderen Hand die Unterseite des Penis zwischen Penisbändchen und Hodensack. Lockern Sie den Ring dabei ab und zu und schließen Sie ihn dann wieder etwas fester. Wenn keine ernsthaften physischen oder psychischen Störungen vorliegen, sollte diese Methode innerhalb von zwei Minuten Ihr Prachtstück in voller Größe zeigen.

Übungen zur Vergrößerung des Penis

Schon seit altershehr haben sich Männer Gedanken um die Größe und die Form ihres Penis gemacht und bedurften immer wieder der Versicherung, dass für die Frau nicht die Größe entscheidend ist, sondern wie geschickt er damit verfährt. Deshalb auch hier noch einmal der Hinweis: Nicht die Länge und die Dicke ist entscheidend, sondern die Technik, die Technik und die Technik. Auch lässt sich nicht von der Körpergröße auf seinen Phallus schließen. Oft hat ein kleiner Mann einen beeindruckend großen Penis, während ein »Bär« nur einen kleinen »Schniedel« besitzt.

Aber ganz gleich, wie groß ihr Penis von Natur aus schon ist, fast alle Männer wünschen sich einen größeren Penis. Wenn es aber darum geht, eine Frau zu befriedigen, dann spielt die Größe nur eine sehr geringe Rolle. Viel wichtiger ist die Form. Die vorteilhafteste Penisform ist die Pilzform, da diese durch die große Eichel die Innenwände der Vagina besonders gut stimuliert.

Größe und Form des Penis sind zwar von Geburt an festgelegt, es gibt aber Möglichkeiten, diese dennoch etwas zu verändern. Eine Übung besteht darin, den Penis unterhalb der Eichel so zu drücken, als wenn man ihn melken will. Durch dieses »Melken« gelangt das Blut in die Eichel und vergrößert sie dabei. Bei regelmäßiger Übung wächst die Eichel weiter, so dass der Penis im erigierten Zustand eine schöne Pilzform erreicht.

Die Ejakulation hinauszögern

Zwischen After und Hodensack gibt es einen Akupressurpunkt. Wenn Sie mit Zeige- und Mittelfinger auf ihn drücken, fühlt er sich an wie eine kleine Einbuchtung. Durch Druck auf diesen Punkt unmittelbar vor dem Orgasmus lässt sich eine Ejakulation verhindern. Auf diese Weise erlebt der Mann einen Orgasmus mit all den angenehmen Empfindungen, verhindert aber eine Ejakulation. Zudem braucht er den Penis nicht herausziehen und seine Partnerin merkt nichts von seinen Problemen.

Eine von den alten Chinesen angewandte Methode ist folgende: Wenn Sie das Gefühl haben, dass Sie schon sehr stark erregt sind, schließen Sie Mund und Augen und atmen Sie tief aber sachte durch die Nase. Ziehen Sie Ihre Jadestange für fünfzehn bis dreißig Sekunden aus der Liebesgrotte und verharren Sie in dieser Stellung, ohne sich zu bewegen. Spannen Sie dann Ihre PC-Muskeln an und atmen Sie tief durch das Zwerchfell. Sie wenden so die Gefahr einer Ejakulation ab. Da durch diesen »Break« nur fünfzehn bis dreißig Prozent der Erektion verloren gehen, können Sie anschließend wieder eindringen und mit dem Stoßen weiter machen. Gelangen Sie erneut an den Punkt sehr starker Erregung, wiederholen Sie diese Methode. Ihre Ausdauer wird so völlig neue Dimensionen erreichen. Wenn Sie diese Methode anwenden, dann achten Sie aber darauf, dass Sie sich lieber zu früh als zu spät zurückziehen. Mit zunehmender Erfahrung werden Sie sich immer seltener zurückziehen müssen.

Da die Ejakulation ein unwillkürlicher Reflex ist, hat der Mann mehr Möglichkeiten zur Kontrolle, wenn er langsam und flach stößt. Er spürt so besser, wann er sich dem entscheidenden Punkt nähert, kann sich ganz oder teilweise zurückziehen oder eine Pause machen und seine Partnerin während dessen mit Zunge, Lippen und Händen weiter stimulieren.

Der Ejakulationsreflex lässt sich auch unterdrücken, indem Sie den Daumen auf das Vorhautbändchen des Penis und Zeige- und Mittelfinger auf die andere Seite der Eichel legen. Drücken Sie nun mit diesen Fingern kräftig für einige Sekunden.

Zum Hinauszögern eignen sich auch Stellungen, bei denen die Frau oben ist und den aktiven Part übernimmt, da es Ihnen dann möglich ist, Ihren gesamten Körper besser zu entspannen und die Stimulation von der Frau gelenkt wird.

Ein Kondom vermindert die Sensibilität des Penis etwas und zögert die Erregung damit hinaus. Eine extra starke Wanddicke besitzen die Ausführungen »Strong«. Sie sind zwar eigentlich für den Analverkehr gedacht, leisten aber für diese »Zweckentfremdung« ebenfalls gute Dienste. Ihrer Partnerin können Sie durch den Gebrauch von Kondomen ebenfalls neue Gefühle verschaffen, da es Kondome heutzutage in dutzenden verschiedener Ausführungen gibt (mit Rillen, glatt, genoppt, feucht, extra feucht, in unterschiedlichen Geschmacksrichtungen, mit Duft, anatomisch geformt, transparent, schwarz, im Dunkeln leuchtend, grün, rot, rosa, blau, erektionsfördernd und erektionshemmend).

Training der PC-Muskeln

Die PC-Muskeln sind die Muskeln, die Sie benötigen, um beim Wasserlassen den Strahl anzuhalten.

Spannen Sie die PC-Muskeln fest an, dann ziehen Sie sie hinauf, so als wenn Sie Luft in den Darm saugen wollten. Halten Sie die Spannung so lange wie möglich. Lassen Sie los und entspannen Sie sich einen Augenblick. Wiederholen Sie diese Übung drei bis fünf Mal. Die besten Trainingserfolge werden Sie erzielen, wenn Sie morgens nach dem Aufstehen trainieren und abends, bevor Sie ins Bett gehen.

Wenn »Er« nicht so will, wie Sie

Der häufigste Grund für Impotenz ist nach Ansicht von Sexualtherapeuten zu viel Stress. Hinzu kommt oft auch noch der Leistungsdruck, den sich Männer beim Sex selbst auferlegen. Es gilt daher, das Liebesspiel gelassener anzugehen und es auch als ein »Spiel« zu betrachten. Spielen bedeutet, sich zur Unterhaltung mit jemandem beschäftigen; leicht, locker, ohne Anstrengung und Ernst.

Mit etwas Übung und Unterstützung durch die Finger kann der Mann auch ohne Erektion den Geschlechtsverkehr vollziehen. Grundvoraussetzung ist für diese Methode, dass die Frau ausgiebig stimuliert wurde, um in der Scheide ausreichend Feuchtigkeit produziert zu haben. Zur Unterstützung kann auch ein Gleitgel verwendet werden. Die günstigste Stellung ist die Mann-oben-Position. Mit etwas »Fingerfertigkeit« und Übung sollte es dem Mann gelingen, seinen Penis auch im schlaffen Zustand in die

Vagina zu »manövrieren«. Ist dieser Schritt vollbracht, dann bildet er mit seinen Fingern an der Peniswurzel einen Ring. Durch festes Schließen dieses Ringes und die Stimulation des Penis durch die Scheidenwände, ist es meist möglich, den Schaft wenigstens halb steif zu bekommen oder sogar zu erigieren. Sofern kein ernsthaftes psychisches Problem vorliegt, können die meisten Männer durch die üblichen Stoßbewegungen ihre Erektion aufrechterhalten.

Eine weitere wirksame Methode ist Oralsex. Steigern lässt sich die Erregung für den Mann noch, wenn die Stellung »69« eingenommen wird, da dann noch der visuelle Reiz durch den Anblick ihrer Lotusblüte hinzu kommt.

Körper-Tuning

Es ist möglich, innerhalb von zwei Jahren ein völlig neuer Mensch zu werden – schlank, jung, vital und glücklich. Geben Sie Ihrem Körper die benötigten Vital- und Nährstoffe in ausreichendem Maße und ergänzen Sie diese durch Muskeltraining und Bewegung, dann werden Sie spüren, wie es Ihnen von Tag zu Tag besser geht, ja wie Ihnen allmählich »Flügel« wachsen.

An erster Stelle möchte ich hier das **Trinken** nennen. Eine ausreichende Flüssigkeitszufuhr fördert nicht nur die Nierenfunktion, sondern unterdrückt auch das Hungergefühl (und unterstützt damit das Schlankwerden oder Schlankbleiben) und eliminiert schädliche Eiweißverbindungen. Sauberes Wasser wurde im Mittelalter zu Recht als »Jungbrunnen« bezeichnet. Es hält die Haut und das Bindegewebe elastisch, das Blut dünnflüssig und regt dadurch den Kreislauf an und schwemmt die Schlackestoffe aus den Stoffwechselvorgängen aus dem Körper. Die meisten Menschen trinken allerdings zu wenig und vermindern diese Menge mit zunehmendem Alter noch. Da es sich nur um einen unmerklichen Wassermagel handelt, entsteht kein Durstgefühl, Alterungsprozesse werden aber beschleunigt und Krankheiten gefördert. Achten Sie daher darauf, täglich mindestens zwei Liter Wasser zu trinken. Bewährt hat sich eine Flasche mit Mineralwasser oder Apfelschorle, die am Arbeitsplatz wie auch zuhause immer in greifbarer Nähe steht. Kaffee und Cola wurden hier mit Absicht nicht genannt, da diese nicht mitzählen.

Im Gegenteil: Sie entziehen dem Körper durch die Verstoffwechselung des Koffeins sogar noch mehr Flüssigkeit, als ihm durch diese Getränke zugeführt wurde. Schmeckt Ihnen Mineralwasser nicht, dann sind auch wasserverdünnte Fruchtsäfte (auf den Zuckergehalt achten!), Kräutertees, Gemüsesäfte oder grüner Tee zu empfehlen.

Energy-Drinks, die laut ihrer Werbung sogar »Flügel verleihen« sind speziell bei Jugendlichen äußerst beliebt. Auch diese Drinks enthalten aber neben anderen Zutaten im Durchschnitt sechzig bis achtzig Milligramm Koffein, was etwa zwei Tassen Kaffee entspricht. Wer sich durch den Konsum von Energy-Drinks hochputscht, sollte daher genügend Flüssigkeit zu sich nehmen. Das gilt insbesondere, wenn diese Life-Style-Getränke während Partys und Disco-Besuchen in Verbindung mit Alkohol getrunken werden. Die dann im Körper entstehenden Gemische wirken stark harntreibend, was zu einem massiven Flüssigkeitsverlust sowie erhöhten Blutdruck, schnellerem Puls, Schwindel und Kopfschmerzen führen kann.

Untersuchungen haben ergeben, dass gut trainierte 70-Jährige die Leistungsfähigkeit eines untrainierten 25-Jährigen haben. Regelmäßige **Bewegung** erhält also jung und macht obendrein auch noch glücklich. Richtig dosiertes Leichttraining setzt im Körper Endorphine frei, die so genannten körpereigenen Glückshormone. Schon leichtes körperliches Training erhöht die Sauerstoffaufnahme der Zellen und wirkt wie ein Jungbrunnen. Den meisten Menschen fällt regelmäßiges Sporttreiben aber schwer, da sie falsch trainieren. Wenn sie an Sport denken, dann denken sie daher auch an Seitenstechen, Muskelkater, einen hochroten Kopf, Ausgepumptsein und andere Qualen. Gesunden Sport treibt man aber locker, leicht, lächelnd. Gesundes Training ist zum Beispiel: Jeden zweiten Tag dreißig Minuten Joggen, fünfundsiebzig Minuten Fahrrad fahren oder sechzig Minuten Power-Walking (schnell gehen). Das richtige Tempo liegt vor, wenn man sich während des Trainierens noch unterhalten kann, ohne dabei »außer Puste« zu kommen. Ergänzt werden sollte das Herz-Kreislauf-Training durch leichtes Muskeltraining.

Fühlen Sie sich nach dem Sport noch ewig kaputt, dann war Ihr Training zu intensiv. Anzumerken wäre noch, dass mehr Training die Gesundheit nicht noch mehr verbessert, sondern es verkürzt statistisch gesehen die Lebenszeit sogar wieder. Als Grund wird hier das überstrapazierte Immunsystem genannt. Das Geheimnis des gesunden Sports lautet also: Regelmäßiges Ausdauertraining bei niedriger Herzfrequenz für Herz, Kreislauf, Fettverbrennung und Gehirndurchblutung, plus leichtes Muskeltraining für Kraft und Ankurbelung der Hormonproduktion, plus leichte Dehnübungen für Muskeln, Sehnen und Gelenke.

Trainieren Sie sich unbedingt eine **flexible Stressverarbeitung** an. Negativer »Dys-Stress« ist ungesund und verkürzt das Leben. Untersuchungen haben ergeben, dass Konflikte auf der Arbeit und familiärer Streit besonders viel der Stresshormone Adrenalin und Cortisol im Körper freisetzen. Werden diese Hormone dauernd in größeren Mengen ausgeschüttet (chronischer Stress), schwächen sie unser Immunsystem und machen Körper und Geist krank. Schaffen Sie sich daher während Ihrer täglichen Tätigkeit immer wieder kleine Pausen, in denen Sie Körper und Geist entspannen, sich positive Gedanken machen und so neue Energie gewinnen. Eine sehr gute und schnell helfende Methode gegen Stress sind Atemtechniken. Schon in der alten Technik des Yoga wurden diese praktiziert. Das Prinzip ist ganz einfach: Setzen Sie sich entspannt auf einen Stuhl, Schultern fallen lassen, dann sieben Sekunden einatmen, sieben Sekunden ausatmen. Schon die ersten zwei bis drei Durchgänge entspannen merklich. Nach spätestens fünf Minuten dürften Sie »die Ruhe in Person sein« und Sie wird wohlige Entspannung und neue Kraft durchfluten. Der Hintergrund ist folgender: Sind wir Stress ausgesetzt, wird unsere Atmung tiefer und schneller, um dem Körper den nötigen Sauerstoff zur Verfügung zu stellen, den er für einen Kampf oder zum Weglaufen benötigt. Dieser Atemreflex führt jedoch zu einer Verminderung des Kalziumspiegels im Blut, der Nervösität, Muskelverspannungen und Kopfschmerzen zur Folge hat. Durch das langsame und tiefe Ausatmen steigt der Kalziumspiegel wieder an.

Die eben genannte Atemübung eignet sich übrigens auch sehr gut, wenn einem das Herz vor Aufregung bis zum Hals schlägt (zum Beispiel vor einem Rendezvous).

Gönnen Sie sich unbedingt genügend **Schlaf**. Empfohlen werden sieben bis acht Stunden pro Tag. Im Schlaf wird der Körper sozusagen von innen heraus erneuert. Die zellschädigenden freien Radikale werden beseitigt, die Körperzellen regenieren sich und heilende Wachstumshormone durchfluten den Körper.

Neueste wissenschaftliche Untersuchungen haben ergeben, dass zu wenig Schlaf im Körper ähnliche negative Wirkungen hervorruft, wie leichte Entzündungen.

Schon in den Schriften der alten Chinesen ist zu lesen, dass häufiger Beischlaf ein hormonelles Gleichgewicht schafft, das für die Gesundheit des Menschen von großer Bedeutung ist. Untersuchungen der modernen Wissenschaft bestätigen diese Erkenntnisse. Ärzte verschreiben ihren Patienten heutzutage künstliche Hormone und potenzfördernde Arzneimittel, die mitunter sogar gefährliche Nebenwirkungen haben. In den meisten Fällen könnten diese Männer aber ihren eigenen Körper dazu anregen, mehr Hormone zu produzieren – ohne negative Nebenwirkungen und wesentlich billiger. **Häufiger Sex** ist ein wahrer Jungbrunnen, da er im männlichen Körper die Testosteronproduktion fördert. Ich hörte sogar vor längerer Zeit einmal von einem Experiment, bei dem bewiesen wurde, dass der Testosteronspiegel im Blut eines Mannes auch ohne Ejakulation, sondern durch eine ausschließliche visuelle Stimulation (betrachten von Soft- und Hardcore-Fotos und -Filmen mit leicht oder gar nicht bekleideten Frauen sowie Paaren in verschiedenen Positionen) erheblich angehoben werden kann. Sie können sich nun selbst ausmalen, zu welchen Wirkungen ein ausgedehntes Liebesspiel führen wird.

Für alle Raucher unter den Lesern noch etwas, worüber sich das Nachdenken auf jeden Fall lohnt: Neben unangenehmen Mundgeruch und mangelnder Kondition verursacht **Rauchen** bei manchen Männern auch Impotenz. Als Gründe werden von den Medizinern der verlangsamte Blutkreislauf und die Verengung der Gefäße genannt, was beides der Erektion entgegenwirkt.

Alkohol hat den Vorteil, dass er Hemmungen und »sexuelle Schuldgefühle« abbaut und den Höhepunkt des Mannes hinauszögert. Aber wie ließ Shakespeare seinen Pförtner in »Macbeth« sprechen: » … er befördert das Verlangen und dämpft das Tun.« Ein Zuviel vom »edlen Tropfen« dämpft das Tun dann sogar soweit, dass man(n) zwar noch nicht »blau« ist, aber in Sachen Sex schon aktionsunfähig. Die Roulette-Spieler würden sagen: »Rien ne va plus« (Nichts geht mehr).

In vielen Kulturen gilt **Ginseng** als »Heilmittel für alles«. Laut russischen und schweizer Forschern soll Ginseng das Immunsystem stärken, vor Krebs schützen, die Vitalität und sexuelle Energie steigern, den Blutdruck senken sowie Müdigkeit und Schwächegefühl beheben.

Rotwein enthält heilsame Inhaltsstoffe, die das Blut dünnflüssiger machen, die vor Gefäßverkalkung schützen und beugt dem Herzinfarkt vor. Besonders wirksam ist Rotwein, der in jungen Eichenfässern gelagert wurde. Diese positiven Eigenschaften sind nun allerdings kein Freibrief zum übermäßigen Rotwein-Trinken, da Wein bekannterweise auch Alkohol enthält. Mehr als ein bis zwei Gläser Rotwein pro Tag sollten es daher nicht sein.

Es heißt nicht umsonst: »**Der Mensch ist, was er isst**«. So ist es auch möglich, sich glücklich zu essen. Im wesentlichen sollten Sie darauf achten, gute Kohlenhydrate, gute Fette und Protein zu essen. Gute Kohlenhydrate steht hier für *komplexe* Kohlenhydrate. Diese bringen Ihren Blutzuckerspiegel ins Gleichgewicht und vertreiben Stress, Reizbarkeit und Erschöpfungszustände. Komplexe Kohlenhydrate befinden sich zum Beispiel in Nudeln, Reis, Kartoffeln, Vollkornprodukten, Obst und Gemüse. Vermeiden sollten Sie die *schlechten* Kohlenhydrate, wie Zucker, Weißmehlprodukte und Süßigkeiten. Besonders wichtig für Ihren Kohlenhydratstoffwechsel sind auch Vitamin B3 und B6 sowie Chrom, Mangan und Zink.

Mit guten Fetten sind die hochwertigen Fette mit Omega-3-Fettsäuren gemeint. Diese befinden sich vor allem in pflanzlichen Ölen und Fisch. Omega-3-Fettsäuren reinigen die Blutgefäße, schützen Ihr Herz, pflegen die Haut und sind Bausteine für Hormone.

Zu viel Fett und Cholesterin im Blut hemmt die Produktion des männlichen Sexualhormons Testosteron, macht dick, träge und sogar impotent.

Schlechte Fette stecken in gehärteten Pflanzenfetten, Butter, fettem Fleisch und Weißmehlprodukten. Sie machen dick, alt und krank, führen zu Herzinfarkt und Schlaganfall und verlangsamen die Gehirnfunktion.

Geistige Ausgeglichenheit und Vitalität verschaffen Ihnen die Aminosäuren L-Glutamin, L-Tyrosin und L-Tryptophan. Diese Nährstoffe sind insbesondere in Fisch, Geflügel, Magermilchprodukten, Vollkornprodukten, Erbsen, Bohnen, Bananen, Soja-Produkten sowie in Johanneskraut enthalten. Johanneskraut gilt sogar als Anti-Depressivum.

Geheimnis Proteine

Den menschlichen Körper durchströmen insgesamt etwa zwanzig Aminosäuren. Acht von ihnen, die essenziellen Aminosäuren, kann er selbst nicht herstellen, sie müssen mit der Nahrung aufgenommen werden. Da die Aminosäuren als Nährstoffe und Heilmittel unmittelbar über unser Wohlbefinden, über Kreativität, Fitness und ein intaktes Immunsystem entscheiden, ist es möglich, sich glücklich, optimistisch, heiter, klar denkend und ausdauernd zu essen.

Die Aminosäure **Phenylalanin** etwa vertreibt Depressionen und lässt Optimismus aufflammen. Sie ist Ausgangsstoff für die Bildung der Hormone Noradrenalin, ACTH und Beta-Endorhin. Wir sind lebensfroh und bereit, uns allen Anforderungen zu stellen. In diese euphorische Stimmung bringt uns eiweißreiche, fettarme Ernährung. Also zum Beispiel magerer Fisch, Hühnerfleisch, Magerquark oder Pflanzeneiweiß (Bohnen, Erbsen, Linsen), wohlgemerkt ohne fette Soßen und dergleichen. Ebenfalls empfehlenswert: Zwei Teelöffel Eiweißpulver in fettarmer Milch verrührt. Das Protein-Pulver sollte idealerweise aus tierischem und pflanzlichem Eiweiß bestehen sowie purin- und cholestenfrei sein (in der Apotheke preiswert erhältlich).

Aus dem Proteinbaustein **Tryptophan** bildet unser Körper die Hormone Serotonin und Melatonin. Serotonin steigert die Stresstoleranz, wirkt antidepressiv und hat

Einfluss auf Schlafverhalten und Sexualität. Melatonin sorgt für einen guten Schlaf, regeniert den Körper und hält somit jung. Sehr gute Tryptophanquellen sind Naturreis, Linsen, Bohnen, Magerkäse, Magermilch und Bananen.

Obwohl Tryptophan mit der normalen Nahrung eigentlich in reichlichen Mengen verzehrt wird, bildet sich im Körper nur sehr wenig von dem kostbaren Serotonin. Das liegt daran, dass Tryptophan mit den anderen sieben essentiellen Aminosäuren um die Aufnahme ins Gehirn gewissermaßen wetteifert. Mit einem kleinen Trick lässt sich dieser »Wettkampf« aber zugunsten des Tryptophans verändern: Wenn Sie eine eiweißreiche Mahlzeit zu sich genommen haben, dann essen Sie einfach etwas Obst oder ein Stückchen Schokolade nach. Der darin enthaltene Zucker hebt den Insulinspiegel im Blut und lässt die konkurrierenden Proteinbausteine in die Muskeln abwandern, während Tryptophan die schmale Brücke zum Gehirn allein passieren kann.

Power-Vitalstoffe

Der Zellstoffwechsel des Menschen benötigt mehr als vierzig verschiedene Vitalstoffe, um optimal und reibungslos zu funktionieren. Nur wenige davon kann er allerdings selbst herstellen. Es ist daher außerordentlich wichtig, unserem Körper diese Vitalstoffe mit der täglichen Nahrung bzw. durch Nahrungsergänzungsmittel zuzuführen. Zu unterscheiden ist dabei zwischen der offiziell empfohlenen Versorgung mit Vitaminen und Mineralstoffen und einer *optimalen* Vitamin- und Mineralstoffdosis. Die Höhe der offiziellen Empfehlungen ist immer so festgelegt, dass eine *ausreichende* Versorgung gewährleistet ist, dass heißt, dass krankhaften Mangelzuständen vorgebeugt wird und diese mit den üblichen Nahrungsgewohnheiten bezahlbar bleibt. Die beispiels weise empfohlenen 60 mg Vitamin C täglich sind ausreichend, zugleich aber auch absolut notwendig, um nicht an der alten Seemannkrankheit Skorbut zu erkranken. Eine *optimale* Dosierung an Vitaminen und Mineralstoffen dient dagegen nicht nur der Verhütung von Mangelerkrankungen, sondern auch und vor allem der Vorbeugung von Zivilisations- und Alterskrankheiten. Es ist sozusagen eine »Luxusmedizin«. Wer seine körperliche, geistige und sexuelle Kraft lange aufrecht erhalten möchte, sollte sich daher besser an den *optimalen* Dosierungen der Vitalstoffe halten. Oft gibt es Vitamin- und Mineralstoffkapseln in Drogeriemärkten in der als optimal empfohlenen Dosis zu kaufen. Multi-Vitaminpräparate enthalten nur die ausreichende Dosierung der einzelnen Vitalstoffe.

Der Klassiker unter den Vitaminen ist **Vitamin C**. Vitamin C hemmt die Bildung von Nitrosaminen (Krebs-Auslöser), unterstützt die Kollagenbildung (straffere Haut), stärkt das Immunsystem (Schutz vor Erkältungen und Abschwächnung des Verlaufs) und beugt Arteriosklerose (»Verkalkung«) vor. Als optimale Dosierung werden 1 bis 3 g täglich empfohlen. Vitamin-C-Räuber sind zum Beispiel Stress, Übergewicht, Rauchen, Krankheiten und extremes Sporttreiben.

Auch das Anti-Aging-**Vitamin E** macht eine große Menge freier Radikale unschädlich und senkt das Risiko von Herz- und Kreislauferkrankungen drastisch (um bis zu 50%). Es beugt auch der Faltenbildung vor und stärkt das Immunsystem. Offiziell werden 12-14 mg täglich empfohlen, in der Anti-Aging-Medizin haben sich 400 mg täglich durchgesetzt.

Das Spurenelement **Selen** wird für die Enzymbildung benötigt, entgiftet den Körper von Schwermetallen wie Quecksilber und Arsen, fördert die Bildung stimmungsaufhellender Hormone und ist auch für die männliche Fruchtbarkeit von großer Bedeutung. Blutuntersuchungen haben ergeben, dass »Ottonormalverbraucher« Selenwerte aufweisen, die nur etwa ein Drittel des von der Weltgesundheitsorganistion (WHO) empfohlenen Wertes erreichen. Offiziell werden 50-100 Mikrogramm pro Tag für ausreichend gehalten. Anti-Aging-Forscher empfehlen aber eine Selenaufnahme von 200 Mikrogramm.

Zink ist in unserem Körper neben Eisen das zweithäufigste Spurenelement. Es stärkt das Immunsystem, ist unerlässlich beim Zellschutz und für die Neubildung von Haaren und Fingernägeln. Die männliche Potenz und Fruchtbarkeit ist ebenfalls an eine ausreichende Zinkzufuhr gebunden – ohne Zink kein Testosteron. Eine Zinkzufuhr von 15 mg täglich empfiehlt die Weltgesundheitsorganisation, gerechtfertigt sind jedoch bis zu 30 mg. Sicherlich auch interessant: Wenn Sie »gekommen« sind, sind auch 15 mg Zink von Ihnen »gegangen«. Für die anschließende Neuproduktion der Spermien werden Ihrem Körper diese 15 mg Zink entzogen.

Casanova soll angeblich zur Potenzstärkung täglich fünfzig Austern gegessen haben. Austern enthalten relativ viel Eiweiß, Zink und Vitamin B_6.

Jungbrunnen Hormone

Hormone halten uns jung, fit, gesund und leistungsfähig und machen uns glücklich. Bei allen Lebensfunktionen spielen diese geheimnisvollen Substanzen eine wichtige Rolle. Ab der Mitte des Lebens kommt es aber zu einer altersbedingten Hormonabnahme. So beobachtet fast jeder Mann, wie seine Potenz im Laufe der Jahre nachlässt. Erektionen werden schwächer und seltener, die Lust auf Sex lässt nach, die Haare werden dünner und weniger. Beispielsweise nimmt die Produktion des männlichen Geschlechtshormons **Testosteron** ab dem 35.- 40. Lebensjahr jährlich um 1-2% ab. Geht dem Körper dieses Superhormon aus, dann schwindet auch die Jugend und in Sachen Sex »das Wollen« und »das Können«.

DHEA, das auch als die »Mutter aller Hormone« bezeichnet wird, zählt in den USA zu den am meisten verkauften Produkten zur Erhaltung der Jugendlichkeit. DHEA ist ein Vorläuferhormon vieler männlicher und weiblicher Hormone, spart im Körper Energie, bremst die Produktion freier Radikale und dämpft die körpereigenen Stresshormone. Der DHEA-Gehalt des Blutes sinkt bereits ab dem 20. Lebensjahr permanent ab. DHEA steht für ewige Jugend, gute Laune, Vitalität und ist ein Fettkiller.

Das »Kreativitätshormon« **ACTH** macht wach und konzentriert. Der ACTH-Spiegel im Blut steigt mit der vermehrten Bildung von Noradrenalin.

Beta-Endorphin ist sozusagen ein körpereigenes Rauschgift. Es vertreibt Depressionen und hat schmerzlindernde Eigenschaften. Unser Körper schüttet dieses Hormon bei längerem Laufen aus.

Das positive Stresshormon **Noradrenalin** putscht uns für körperliche Höchstleistungen auf. Eine Erhöhung dieses Hormonspiegels im Blut erreicht man durch stetige geistige Anregung oder durch Laufen (gemeint ist natürlich Ausdauerlauf).

Mit Hilfe moderner Analysemethoden wurde erst in den neunziger Jahren das Hormon **Melatonin** entdeckt. Melatonin, das Hormon des langen Lebens, ist der Signalstoff, der dem Körper den Rhythmus zwischen Aktivität und Entspannung verordnet. Die Ausschüttung des Hormons wird über das Auge (Licht und Dunkelheit) reguliert. Es ist also keine Festlegung des Menschen, dass die Nacht dem Schlaf und der Erholung dienen soll, sondern die Folge einer Melatoninausschüttung in unserem Körper. Durch eine ungesunde Lebensweise, wie schweres Abendessen, Alkoholkonsum, Stress und durchgemachte Nächte (auch Nachtschichten) drücken wir dieses »Schutzhormon« allerdings oft zur Seite. In den USA zählt Melatonin zu den bekanntesten »Anti-Aging-Mitteln« und wird gegen Schlafstörungen, Niedergeschlagenheit und zur Lebensverlängerung geschluckt.

Das Schilddrüsenhormon **Thyroxin** steuert den Energiehaushalt des Körpers. Ein Mangel hat ähnliche Auswirkungen, wie unzureichende Sexualhormone. Man ist träge, schlapp und faul und leidet unter Gewichtszunahme.

Glossar

Aphrodisiakum
Ein Mittel, das den Geschlechtstrieb anregen und/oder steigern soll

Augenmaske
Verdeckt die Augen und sorgt so für ein gewisses Prickeln beim Liebesspiel, da der Maskenträger nicht weiß, was ihn im nächsten Moment erwartet. Gibt es aus Hartleder mit glänzenden Metallteilen oder aus anschmiegsamen Nappaleder.

Bizarr
In Sachen Sex alles, was nicht »normal« ist; zum Beispiel Fetischismus, Leder, Latex, S/M, Domina-Sex

Bondage
Beim Liebesspiel das Fesseln und Gefesseltwerden.

Catsuit
Ein sexy Ganzkörperanzug, meist als Strumpfhose oder Netzstrumpfhose gearbeitet und im Schritt offen

Cock-Ring
Auch Penis- oder Erektionsring. Ein Ring aus Gummi, Plastik, Stahl oder Leder, der über den Penis gestreift wird, um die Erektion zu festigen.

Dildo
Ein künstlicher, erigierter Penis, den sich eine Frau zur sexuellen Luststeigerung in die Vagina einführen kann

G-Punkt
Umstrittener Bereich oben innerhalb der Vagina, der extrem sensibel auf Druck reagiert

Eichel
Die abgerundete, kegelförmige Penisspitze

Ekstase
Außersichsein, Verzückung, übermäßige Begeisterung; Vorbild ist der Orgasmus

Endorphin
Körpereigener, opium- bzw. morphiumähnlicher Wirkstoff, der eine schmerzstillende Wirkung hat

Erogene Zonen

Besonders geeignete Körperstellen für die Aufnahme sexueller Reize und für die Auslösung sexueller Erregung

Euphorie

Eine Hochstimmung, in der uns das Leben leichter und glücklicher vorkommt

Fetish

Sexuelle Erregung durch Gegenstände, die einer Person zugeordnet sind. Fetischobjekte sind zum Beispiel Schuhe, (getragene) Wäschestücke, Beine, Füße, Leder, Lack, Latex.

Frenulum

Vorhautbändchen am Penis; verbindet die Unterseite der Eichel mit der Vorhaut

Geisha-Kugeln

Auch Liebeskugeln, Orgasmuskugeln. Wurden ursprünglich von den japanischen Geishas getragen. Zwei Kugeln, die durch eine Schnur miteinander verbunden sind, wobei sich im Innern der Kugeln weitere kleine Kügelchen befinden. Werden die Liebeskugeln in die Vagina eingeführt, verursachen sie beim Laufen einen erotischen Reiz.

Klitoris

Knospenförmiger Bereich am oberen Ende der Schamlippen; sie erigiert, wenn die Frau sexuell stimuliert wird

Libido

Sexualtrieb oder –verlangen

Orthomolekularmedizin

Zweig der vorbeugenden Medizin, die mit Nährstoff- und Vitamintherapie arbeitet (Anti-Aging-Medizin)

Perineum

Damm; auf Stimulation sehr empfindsam reagierende Stelle zwischen Hodensack bzw. Vulva und Anus

Stimulation

Anregung oder Reizung und Steigerung von Gefühlen und Begierden.

Strapse
Strumpfhaltergürtel; gibt es in der »konservativen« Ausführung in der Wäscheabteilung in Kaufhäusern oder auch aus Leder, Latex und Lack im Erotik-Versand

Testosteron
Männliches Geschlechtshormon; steuert u. a. den Geschlechtstrieb

Vagina
Weibliche Scheide; dient der Aufnahme des Penis beim Geschlechtsakt

Venushügel
Oberhalb der äußeren Geschlechtsorgane hervortretende Erhebung bei der Frau

Vorhaut
Die Hautfalte, die die Eichel des Penis bedeckt und zurückgezogen werden kann

Vulva
Äußere Geschlechtsteile bei der Frau; Scham

Bibliographie

Florian Strunk: 498 *Zitate, Sprüche, Weisheiten*
Books on Demand, 2000

Bresser, Harald: *Jung – für immer*
S. Hirzel Verlag Stuttgart, 2000

Dr. Spitzbart, Michael: *Das Blut der Sieger*
WESSP. Verlag Nürnberg, 2001

Robert Greene und Joost Elffers: *Verführung*
Carl Hanser Verlag München Wien, 2002

Werner, Monika: *Ätherische Öle*
Gräfe und Unzer, München 1999

Brian Bocking: *Konfuzianische Weisheiten*
Urania Verlags AG, Schweiz 1999

Internet-Adressen

Wir bitten um Verständnis, dass weder der Autor noch der Verleger eine Verantwortung für die Inhalte der Webseiten sowie deren Verknüpfungen zu anderen Webseiten (Links) übernehmen kann. Die Inhalte und die Ausrichtung der Internet-Adressen werden allein von den Webseitenanbietern verantwortet. Sämtliche Verweise auf die nachfolgend genannten Webseiten erfolgen unter ausdrücklicher Missbilligung aller damit eventuell in Bezug genommenen Rechtsverletzungen. Für die Richtigkeit und Vollständigkeit der genannten Adressdaten sowie der jeweiligen Webseiten wird keine Gewähr übernommen.

www.erotik-buchshop.de
Heisse Bücher für jeden

www.adultshop.de
Erotikartikel von A-Z

www.loveland.de
Dessous, Toys, High-Heels, Accessoires, ...

www.legware.de
Strumpfboutique

www.lustmittel.de
Sex-Toys

www.ars-vivendi.de
Echte Naht-Nylons und mehr

www.sexy-dessous.de
Spitze, Lack, Leder, Korsetts, High-Heels

www.nicetomeetyou.de
Sexy Unterwäsche

www.funmore.com
Online-Fetisch- und Erotik-Shop

www.loveinfo.de
Guter Rat in Sachen Liebe und Sex

www.sexualberatung.de
Dr. Love berät ganz diskret

Ebenfalls vom Autor erschienen

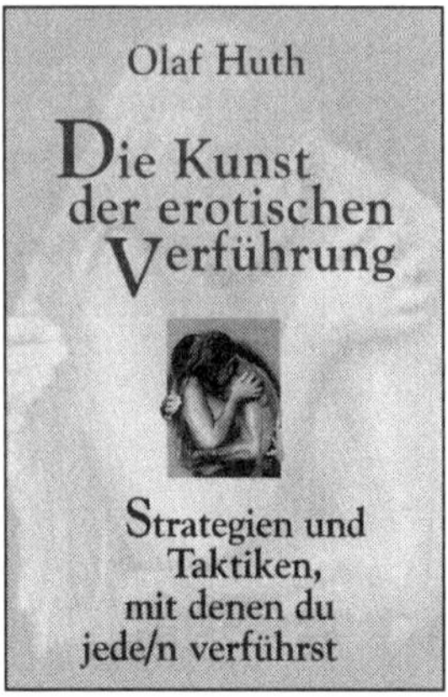

Olaf Huth:

Die Kunst der erotischen Verführung

Strategien und Taktiken, mit denen du jede/n verführst

ISBN 3-980-83580-4

In diesem Buch erfahren Sie Strategien und Taktiken, mit denen Sie jede/n verführen.

Keine plumpen »Weisheiten«, mit denen sowieso kein Blumentopf zu gewinnen ist, sondern hochkarätige Tipps. Keine wissenschaftlichen Abhandlungen, sondern »fronterprobte« Hinweise in verständlicher Sprache. Kein mehrseitiges »Drumherum-Gerede«, sondern gleich der Kern.

Über 150 Seiten wertvolles Wissen, dass auch Sie zu einem Meister (bzw. einer Meisterin) der erotischen Verführung macht.